Spriha Singh
Suhas Rao K.

Moralidades de tratamento de implante dentário

Spriha Singh
Suhas Rao K.

Moralidades de tratamento de implante dentário

Explorar as técnicas de implantes dentários

ScienciaScripts

Imprint
Any brand names and product names mentioned in this book are subject to trademark, brand or patent protection and are trademarks or registered trademarks of their respective holders. The use of brand names, product names, common names, trade names, product descriptions etc. even without a particular marking in this work is in no way to be construed to mean that such names may be regarded as unrestricted in respect of trademark and brand protection legislation and could thus be used by anyone.

Cover image: www.ingimage.com

This book is a translation from the original published under ISBN 978-620-8-01074-4.

Publisher:
Sciencia Scripts
is a trademark of
Dodo Books Indian Ocean Ltd. and OmniScriptum S.R.L publishing group

120 High Road, East Finchley, London, N2 9ED, United Kingdom
Str. Armeneasca 28/1, office 1, Chisinau MD-2012, Republic of Moldova, Europe
Printed at: see last page
ISBN: 978-620-8-06921-6

Índice

INTRODUÇÃO

A perda de um dente tem um impacto negativo nas facetas sociais da saúde dentária e nas funções orais vitais. Ao avaliar a saúde geral de um paciente, as doenças orais e o edentulismo são problemas comuns, o que torna o tratamento e o seu impacto na qualidade de vida uma consideração importante. A terapia tradicional com próteses totais é a forma mais básica de tratamento do edentulismo. No entanto, este tratamento causa frequentemente consequências adversas como estomatite por dentadura, úlceras traumáticas, hiperplasia induzida por irritação, alteração da perceção do sabor e síndrome da boca ardente.[1] Para além disso, os pacientes procuram uma melhor alternativa de tratamento porque os resultados do tratamento podem não satisfazer as suas necessidades fisiológicas, psicológicas ou sociais. Os implantes dentários evoluíram nos últimos 30 anos, tornando-se numa opção terapêutica significativa para os pacientes que perderam completamente os dentes, substituindo as próteses convencionais.

Entre as numerosas escolhas terapêuticas, a reabilitação inclui opções que vão desde próteses fixas múltiplas suportadas por implantes a sobredentaduras suportadas por implantes[1] .

Em indivíduos edêntulos, as próteses fixas suportadas por implantes e as próteses sobre implantes são duas formas de tratamento protético com implantes que podem ser consideradas. A decisão clínica entre uma prótese fixa ou removível sobre implantes é tomada em função de vários factores, tais como o espaço inter-arcos disponível, a relação dos maxilares, a distância intra-foraminal, o custo e a preferência do doente[2]

.

A fim de reduzir a morbilidade e as despesas cirúrgicas, a técnica cirúrgica de colocação de implantes foi modificada para um procedimento de fase única e carga imediata de implantes, em resultado dos avanços na reabilitação de pacientes edêntulos utilizando implantes dentários endósseos.

As sobredentaduras podem ser menos invasivas do ponto de vista cirúrgico e têm-se revelado mais económicas do que as restaurações fixas, uma vez que requerem menos implantes e componentes. As restaurações fixas, contudo, oferecem uma força oclusal máxima mais elevada e requerem menos cuidados com as próteses.[1]

Vários autores sugeriram o tratamento protético fixo para pacientes completamente desdentados, utilizando 4 ou 6 implantes, dependendo do plano de tratamento. Outra opção que requer técnicas de aumento ósseo é a ideia All-on-four, que restaura pacientes desdentados com implantes inclinados. Na reabilitação de um maxilar completamente desdentado com volume ósseo limitado, a colocação de quatro implantes - dois inclinados posteriormente e dois verticais na região anterior - permite evitar tratamentos de aumento ósseo[4] . Recentemente, o conceito All-on-six evoluiu e oferece atualmente uma melhor ancoragem e suporte[5] .

Para maximizar o suporte protético e encurtar o cantilever, podem ser colocados implantes mais longos em regiões com forte ancoragem cortical. Esta abordagem suporta um procedimento menos complexo, mais económico e menos moroso do que o aumento do rebordo, o levantamento do seio maxilar ou os enxertos ósseos.

Além disso, podem existir casos de deficiências ósseas que

impedem a inserção de implantes dentários e até o sucesso protético. A deficiência pode ocorrer secundariamente devido a procedimentos de aumento ósseo falhados. Nestas situações, são utilizados procedimentos de planeamento digital, desenho assistido por computador e técnicas de fusão selectiva a laser (SLM) para fabricar implantes específicos para cada doente, permitindo soluções individuais para cada doente[6] .

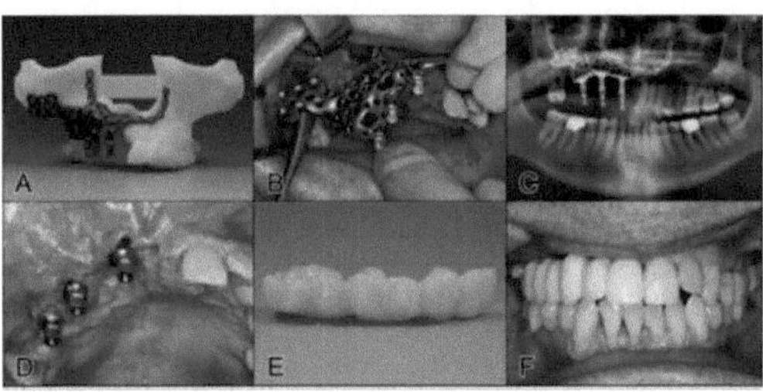

Pic courtesy-Jehn P, et al. Oral health-related quality of life in tumour patients treated with patient-specific dental implants, Int J Oral Maxillofac Surg (2020),

Fig1: Reabilitação dentária com um implante dentário específico do paciente (IPS Implants Pre-prosthetic) e uma prótese fixa suportada por implantes (ponte dentária) no maxilar superior direito. (A) Implante dentário específico do paciente, já pronto, fabricado com recurso a desenho assistido por computador com o modelo estereolitográfico correspondente. (B) Vista intra-operatória do implante específico do paciente durante a inserção. (C) Radiografia panorâmica pós-operatória. (D) Vista intra-oral com pilares de implante visíveis 9 meses após a inserção. (E) Prótese dentária com desenho de ponte dentária. (F) Oclusão após a inserção e fixação da prótese fixa suportada por implantes no maxilar superior direito.

Além disso, a utilização de implantes zigomáticos no tratamento de rebordos mandibulares severamente reabsorvidos e atróficos, bem como em casos de maxilectomia, provou ser uma abordagem bem sucedida. Estes implantes podem ser utilizados com êxito como alternativa ao procedimento de enxerto, uma vez que podem ancorar a prótese e envolver o osso do arco zigomático. Também podem ser utilizados em conjunto com implantes convencionais[7].

Tanto as reabilitações fixas como as sobredentaduras têm vantagens clínicas comprovadas, incluindo uma elevada taxa de sobrevivência dos implantes e uma reabsorção óssea aceitável. O sucesso do tratamento suportado por implantes tem sido avaliado principalmente através da avaliação de parâmetros clínicos, como a sobrevivência, a perda óssea marginal e a profundidade de sondagem[8].

REVISÃO DA LITERATURA

Van Kampen FM, Van Der Bilt A, Cune MS, Fontijn-Tekamp FA, e Bosman F (2004)[9] avaliaram os efeitos da terapia de prótese convencional mandibular e do tratamento de sobredentadura suportada por implantes na função mastigatória e no limiar de deglutição. Foi determinado que o limiar do tratamento de sobredentadura implanto-suportada mandibular era limitado com base nestes resultados. Com a sobredentadura suportada por implantes, a preparação dos alimentos para a deglutição exigiu um menor número de ciclos de mastigação.

Naert I, Alsaadi G, Steenberghe DV, e Quiryen M (2004)[10] investigaram a eficácia de implantes esplintados em comparação com implantes não esplintados na terapia de sobredentadura ao longo de dez anos. Em cada seguimento, foram avaliados os seguintes parâmetros: o índice de placa (PI), a tendência para hemorragia dos tecidos moles, a profundidade da bolsa de sondagem, a recessão, o nível de fixação, a rigidez do continuum implante-osso e o nível ósseo marginal. Ao 10º ano, a pontuação média do índice de placa para o grupo da barra foi de 0,39, para o grupo do íman foi de 0,31 e para o grupo da bola foi de 0,18.

MacEntee MI, Walton JN, e Glick N (2005)[11] compararam 2 tipos diferentes de attachments relativamente à satisfação subjectiva ao longo de 2 anos com as novas dentaduras. A satisfação "geral" com as próteses mandibulares aumentou significativamente, passando de uma pontuação de 13 para 93 para o grupo do clipe de barra e de 13 para 94 para o grupo da mola esférica. Concluíram que a satisfação dos pacientes, que foi consistentemente elevada com as novas próteses, não foi significativamente afetada pelo mecanismo de fixação ou pela existência ou ausência de uma estrutura de reforço. Para além disso, a satisfação em ambos os grupos de fixação era fraca com as próteses antigas, mas aumentou dramaticamente com as novas próteses implanto-suportadas.

Krennmair G, Krainhofner M, e Piehslinger E (2007)[15] avaliaram as condições peri-implantares de overdentures mandibulares suportadas por implantes, utilizando uma arquitetura de barra fresada, e a taxa de sobrevivência dos implantes dos quatro implantes submersos inter foraminais. Neste estudo, foram incluídos indivíduos com quatro implantes submersos inter foraminais para reabilitação protética baseada em implantes, perfazendo um total de 67 indivíduos. Os implantes eram do tipo aparafusado, cilíndrico ou camlog root line. Os implantes foram cobertos e os pilares de cicatrização foram colocados após um período de cicatrização de três meses. A arquitetura da barra fresada tinha um design cónico e incluía dispositivos de retenção. Depois disso, a avaliação subjectiva do paciente da sobredentadura suportada por implantes foi tida em consideração, juntamente com a taxa de sobrevivência do implante, as condições peri-implantares e os procedimentos de acompanhamento. As condições peri-implantares foram examinadas, incluindo a avaliação da perda óssea marginal peri-implantar (mm) e a profundidade de sondagem (bolsa) (mm), bem como o índice de placa, o índice de sangramento, o índice gengival e a presença de cálculo. Utilizando um questionário no teste de recordação, foi medida a satisfação subjectiva global do paciente com as sobredentaduras suportadas por implantes. No seguimento, os implantes cilíndricos demonstraram mais perda óssea na margem peri-implantar do que os implantes do tipo parafuso. Concluíram que uma elevada taxa de sobrevivência dos implantes e condições favoráveis dos tecidos moles peri-implantares estavam relacionadas com quatro implantes interforaminais que suportavam uma barra fresada para ancoragem da sobredentadura.

Ortegón SM, Thompson GA, Agar JR, Taylor TD, e Perdikis D (2009)[13] avaliaram a forma que os encaixes esféricos mantiveram quando utilizados em implantes não paralelos e paralelos num método de teste cíclico. Foram tidas em consideração cinco combinações possíveis dos ângulos entre os encaixes e os pilares dos implantes: 0-0 (implantes de 0 grau/0 grau); 10-0 (implantes de 10 graus); e 15-15 (implantes de 15 graus/implantes de grau). Foram avaliados 60 encaixes esféricos. Perpendicularmente às suas bases planas, dois blocos de resina composta de fibra de vidro e resina epóxica com 8,5 x 8,5 x 15 mm de comprimento foram aparafusados com dois implantes de 4,0 x 13 mm, respetivamente. Foi fabricado um dispositivo de simulação de sobredentadura de 2 implantes mandibulares. Durante o teste cíclico, as unidades de implante foram mantidas numa posição predeterminada e numa angulação específica, utilizando um torno como dispositivo inferior e análogo mandibular. O dispositivo superior personalizado consistia num molde dividido em alumínio maquinado, que foi utilizado como análogo da sobredentadura. Foi utilizado um dispositivo de teste universal para os testes cíclicos. O Grupo 15-15 apresentou o valor médio de retenção mais baixo, com 17,3 N, enquanto o Grupo 0-0 apresentou o valor médio de retenção mais elevado, com 21,31 N. Concluíram que, em condições ideais, a preservação dos encaixes Preci Clix tratados paralelamente ao plano de referência vertical permanece satisfatória e constante.

Sadig W. (2009)[14] estudou o efeito da estabilidade e retenção de sobredentaduras suportadas por implantes com base no tipo de conetor, quantidade de implantes e localização. Neste estudo, foram escolhidos dois modelos e colocados nos modelos de simulação em cera com base na quantidade e localização dos implantes inseridos, e os análogos dos implantes foram posicionados paralelamente uns aos outros no modelo em cera na região do canino. Havia três tipos diferentes de conectores: uma unidade de fixação magnética rígida de tipo plano, um acessório localizador e um acessório esférico. Três correntes entrançadas foram ligadas aos ganchos metálicos das restaurações e à célula de carga do equipamento de teste universal para aplicar forças direcionadas verticalmente de modo a testar a retenção. Adicionalmente, este estudo examinou dois factores relacionados com a estabilidade, o efeito das forças para-axiais, que foi testado ligando 2 correntes a um lado da base da prótese e as forças de deslocação posteriores, 2 correntes foram ligadas às extremidades de cada lado de cada base de prótese.

Os resultados mostraram que os localizadores ofereceram a maior força de retenção para os três ângulos de forças de desalojamento, enquanto os retentores magnéticos exigiram visivelmente menos força de desalojamento. As forças de deslocação necessárias para os modelos de 4 implantes foram também muito mais elevadas do que para os modelos de 2 implantes. Assim, foi determinado que os attachments localizadores, seguidos pelos attachments esféricos e, posteriormente, pelos magnéticos, proporcionam a máxima retenção e estabilidade das sobredentaduras suportadas por implantes.

Cakarer S, Can T, Yaltirik M, e Keskin C (2011)[16] compararam os sistemas de encaixe Ball, Bar e Locator em relação às complicações associadas a sobredentaduras, encaixes e implantes suportados por implantes. Foram registadas overdentures fracturadas, substituições e/ou activações de O-rings e clipes de retenção, falhas de implantes, problemas de higiene, aumentos da mucosa, fracturas de attachments e perda de retenção nos attachments. A quantidade de dificuldades variou muito consoante o tipo de encaixe. Em comparação com os problemas de higiene e as sobredentaduras partidas, o grupo do encaixe esférico registou falhas de implantes, substituições do O-ring e aumentos da mucosa muito mais frequentes. A complicação mais comum no grupo da barra estava associada aos clipes de retenção. Foi determinado que os encaixes localizadores são os que necessitam de menos manutenção, no entanto, os fragmentos de encaixes em bola e em barra necessitaram de mais.

Malo P, de Arajo Nobre M, Lopes A, Moss SM, e Molina GJ

(2011)[17] investigaram a longevidade dos implantes All-on-4 na mandíbula num estudo longitudinal com até 10 anos de seguimento. Concluiu-se que as elevadas taxas de sucesso dos implantes All-on-4 e a baixa taxa de reabsorção óssea marginal demonstraram a viabilidade a longo prazo do conceito de próteses fixas de arcada completa mandibular suportadas por quatro implantes de carga imediata.

Liddelow GJ, Henry PJ, e colegas (2012)[12] avaliaram a previsibilidade da otimização do tratamento de sobredentadura mandibular com um único implante e carga protética rápida após uma única fase de cirurgia. Os pacientes receberam questionários auto-administrados para preencher antes da cirurgia e em cada consulta de revisão agendada para avaliar o conforto e a função oral. Estes questionários utilizaram o método da Escala Visual Analógica (EVA). O impacto dos tecidos durante o período de cicatrização pós-operatória foi causado pela fixação rígida imediata do elemento retentivo. O maior desconforto e desafios pós-operatórios resultaram da implantação da prótese auto-administrada. Não se registou qualquer radiolucência peri-implantar. Nos lados esquerdo e direito do implante, foram medidas as alterações do nível ósseo. Entre a linha de base e o terceiro mês, a perda óssea média (mm) foi de 0,32, 0,49 à esquerda e 0,47, 0,48 à direita. Para o lado esquerdo e direito, a perda óssea média (DP) aos 12 meses foi de 0,63 (0,53) e 0,70 (0,48), respetivamente. No seguimento de 1 ano, nenhuma tampa de retenção do encaixe da bola falhou e nenhum O-ring de borracha necessitou de ser substituído. Assim, concluiu-se que a sobredentadura mandibular unitária implanto-retida com carga imediata, utilizando um implante de superfície oxidada, era uma opção de tratamento viável para alguns indivíduos.

Vere J, Hall D, Patel R, Wragg P (2012)[18] investigou os requisitos de manutenção protética de pacientes reabilitados com sobredentaduras implanto-suportadas maxilares e mandibulares utilizando o Sistema de Fixação Locator. Foi determinado que as sobredentaduras implanto-suportadas que utilizam o Sistema de Fixação Locator requerem muita manutenção e as complicações protéticas associadas a estas próteses são normalmente simples de resolver.

Abu Tair JA (2014)[20] utilizou um procedimento de duas fases para proporcionar uma largura óssea adequada em cristas atróficas para implantes dentários, que incluiu a técnica de divisão da crista e a expansão lateral na mandíbula. Nesta investigação, foram examinadas dezasseis regiões edêntulas de longo alcance dos rebordos mandibulares. A largura vestibulolingual do rebordo ósseo situava-se sempre entre 2 e 4 mm antes da cirurgia. O aumento médio da largura foi determinado utilizando um calibre de intervalos de 1 mm e medindo em CBCT durante a cirurgia de inserção do implante. Com um ganho médio de largura de 3,22 e 0,97 mm, que variou entre 2 e 5 mm, registou-se um crescimento da largura óssea em todos os casos. Todos os implantes foram considerados fisiologicamente estáveis cinco meses após a implantação, e as radiografias periapicais não revelaram qualquer doença. Concluíram que este tratamento modificado era um procedimento rápido e fácil com bons resultados e pouca morbilidade.

Tealdo et al. (2014)[21] examinaram os resultados do tratamento com carga imediata e tardia de implantes nos maxilares de pacientes edêntulos com um acompanhamento a médio prazo num estudo prospetivo de 6 anos. Chegaram à conclusão de que, quando comparada com a estratégia convencional de carga retardada em duas fases, a carga instantânea de implantes foi igualmente eficaz na promoção da osteointegração durante a primeira fase de cicatrização e na sua manutenção a longo prazo.

Zembic A, Wismeijer D (2014)[22] comparou os resultados relatados pelos pacientes para dentaduras convencionais maxilares e dentaduras suportadas por implantes maxilares e foram incluídos 21 pacientes. Um total de dois implantes foram colocados no maxilar anterior utilizando cirurgia guiada, de preferência na região do canino. Foram efectuadas consultas regulares de acompanhamento 1, 2, 4, 8 e 16 semanas após a colocação da prótese. As condições da mucosa e a existência de dificuldades (perda de retenção, fratura da prótese ou dos attachments) foram avaliadas em cada exame. A versão holandesa do inquérito OHIP-20E foi utilizada como um indicador de resultados para vários procedimentos na maxila edêntula. Quando comparada com as próteses convencionais anteriores, a satisfação dos pacientes com as novas próteses convencionais e implanto-suportadas aumentou gradualmente. Os pacientes com próteses maxilares implanto-suportadas atribuíram à incapacidade social a classificação mais baixa (nível de satisfação mais elevado). Assim, foi determinado que as próteses maxilares suportadas por dois implantes superam significativamente as próteses convencionais em termos de saúde oral e física a curto prazo.

Poli PP, Beretta M, Cicciu M, e Maiorana C (2014)[23] apresentaram as implicações cirúrgicas e clínicas do aumento do rebordo com uma malha de Ti em combinação com enxerto ósseo autógeno particulado misturado com DBBM, antes da colocação do implante. Assim, após a revisão dos resultados do estudo, pode dizer-se que os benefícios desta técnica incluem a sua aplicabilidade a défices verticais graves associados a uma redução significativa da largura, menor tempo de reabilitação global, ausência de complicações significativas se ocorrerem deiscências de tecidos moles e exposições da malha e menor risco de lesões do feixe neurovascular ou fratura do seio e/ou da medula espinal.

Curi MM, Cardoso CL, e Riberio Kde C (2015)[24] avaliaram a taxa de sobrevivência de implantes e próteses até três anos em pesquisa retrospetiva de implantes pterigóides na maxila posterior atrófica, As variáveis avaliadas neste estudo incluíram sexo, idade, angulação do implante, número e tamanho dos implantes, método de reabilitação protética, perda óssea, data de entrega da prótese e data do último acompanhamento. Foi determinado que os implantes pterigóides na região pterigoide constituem uma opção de tratamento alternativa para a reabilitação da maxila posterior atrófica. Estes implantes proporcionam uma excelente estabilização protética ancorada no osso em indivíduos parcial ou totalmente desdentados.

Lopes A, Maló P, de Arajo Nobre M, Sánchez-Fernández E, e Gravito I (2016)[25] realizaram um estudo clínico retrospetivo de 7 anos que incluiu a metodologia de tratamento All-on-4, estudos radiográficos de 5 anos e resultados. Como conclusão, a reabilitação protética de arco completo utilizando o conceito All-on-4 com cirurgia guiada por computador é prática, com resultados elevados de sobrevivência a longo prazo, de acordo com uma análise dos resultados do estudo.

Hung et al (2017)[26] avaliaram a precisão clínica de um sistema de navegação cirúrgica em tempo real quando utilizado para a colocação de implantes zigomáticos quádruplos. Neste estudo, foi incluído um total de 10 pacientes que receberam 40 implantes zigomáticos. Foi realizada uma CBCT após 8 mini-parafusos que foram colocados de forma dispersa no maxilar restante para servirem de áreas de registo. As trajectórias de perfuração foram planeadas utilizando trajectórias cilíndricas. Todos os implantes zigomáticos foram colocados com a orientação da navegação cirúrgica em tempo real e todo o procedimento de perfuração seguiu as trajectórias desde o ponto de entrada até ao ponto de saída. Após a operação, 72 horas depois, foi efectuada uma TCFC. O desvio da distância nos locais de entrada e nos pontos de saída, bem como o desvio do ângulo dos eixos entre o implante pretendido e o implante inserido, foram medidos e registados após a fusão das imagens pré e pós-operatórias. De acordo com os seus comprimentos, os implantes foram divididos em dois grupos:

comprimentos curtos, entre 40 e 45 mm, e comprimentos longos, entre 47,5 e 52,5 mm. As variações de quaisquer desvios entre esses dois grupos não foram estatisticamente diferentes entre si. Verificou-se uma pequena tendência para os implantes posteriores apresentarem maiores desvios de saída quando a precisão foi avaliada com base nas localizações dos implantes. No entanto, não houve diferença estatisticamente significativa em nenhum dos desvios entre os grupos de implantes anteriores e posteriores. Assim, foi determinado que, independentemente dos comprimentos dos implantes ou dos locais de colocação, o sistema de navegação cirúrgica em tempo real proporcionou trajectórias estáveis e seguras como planeamento pré-operatório para a inserção de implantes zigomáticos.

Kim HS, Cho HA, Kim YY e Shin H (2018)[27] avaliaram a taxa de sobrevivência cumulativa (CSR) de implantes colocados de imediato, bem como a satisfação dos pacientes com a reabilitação da arcada completa em termos de capacidade de mastigação, aparência e satisfação geral. A maioria dos pacientes atribuiu à sua capacidade de mastigação e ao resultado estético a mesma classificação de "satisfeito". Por conseguinte, chegaram à conclusão de que a CSR máxima de 7 anos de 97,9% é um nível de fiabilidade que pode ser aceite. Além disso, com as técnicas de carga rápida ou retardada, foi atingido um elevado nível de satisfação dos pacientes em termos de capacidade de mastigação e estética.

Tischler M, Patch C, e Bidra AS (2018)[28] tentaram restaurar dentes em falta usando próteses suportadas por implantes fixos de zircónia, numa investigação clínica retrospetiva... Além disso, todas as próteses tinham cantilevers distais que variavam em comprimento, mas não excediam os 12 mm. Durante um período de 4 anos, todas as falhas e complicações técnicas foram registadas. Uma prótese de zircónia fracturou, três CAFIPs de zircónia tiveram de ser refeitas devido a falhas do implante e uma CAFIP de zircónia adicional teve de ser substituída devido a uma má adaptação passiva. Relativamente a questões técnicas, os parafusos fracturaram em duas próteses e os cilindros de titânio numa prótese de zircónia descolaram.

Marilere DAA, Demétrio MS, Picinini LS, Oliveira RGD, e Netto HDMC (2018)[29] avaliaram a precisão entre o planejamento virtual da cirurgia guiada por computador e os resultados reais de implantes dentários em rebordos alveolares completamente ausentes. A maioria das pesquisas fez uso de estereolitografia e guias cirúrgicos muco-suportados que foram fixados com pinos ou parafusos. Os vários pontos da crista alveolar variaram no seu desvio angular médio correspondente à crista alveolar entre os estudos, que variou de 1,85° a 8,4°. O desvio apical médio variou de 0,77mm a 2,86mm, e o desvio cervical médio variou de 0,71mm a 2,17mm. Assim, foi determinado que a maxila produziu a maioria dos erros para o desvio angular. A maxila teve uma precisão muito pior para os desvios cervical e apical.

Duan Y, Chandran R e Cherry D (2018)[30] numa análise de elementos finitos avaliou a distribuição de tensão no osso em torno de vários defeitos ósseos alveolares em torno de implantes zigomáticos. Um modelo típico de crânio humano em osso de serra e um sistema de implante zigomático comercial foram digitalizados utilizando scanners de tomografia computorizada de feixe cónico (CBCT). Foi gerado um modelo de crânio utilizando um software interativo de processamento de imagens médicas após a importação de todas as tomografias. Para imitar a atrofia extrema, o maxilar foi severamente cortado. Adicionalmente, foi fabricada uma prótese maxilar de arcada completa e fixada a implantes zigomáticos. Foram criados mais cinco modelos com anomalias ósseas adicionais após a criação do modelo quadrangular convencional. O modelo com dois defeitos alveolares extra à volta dos implantes anteriores, modelo 2, demonstrou ter a tensão de von Mises mais elevada no osso. O modelo 1 apresentou a tensão mais baixa, como era de esperar na ausência de quaisquer novos defeitos. Assim, concluiu-se que, se existirem deficiências alveolares adicionais à volta de um ou dois implantes zigomáticos, a abordagem quad é um tratamento biomecanicamente aceitável. A distribuição do stress, no osso e na prótese, é afetada negativamente por uma maior perda óssea em redor dos implantes zigomáticos anteriores.

Alfadda SA, Chvartszaid D, Tulbah HI, e Finer Y (2019)[31] compararam os efeitos clínicos da carga instantânea versus convencional de próteses fixas suportadas por implantes mandibulares em pacientes edêntulos. As medidas de resultado primário foram a falha do implante (um implante móvel ou doloroso durante o torque), falha da prótese (substituição da prótese fixa implanto-suportada) e complicações (prótese fixa fraturada, dentes fraturados, parafusos protéticos fraturados). O grupo de carga imediata teve uma taxa de insucesso um pouco mais elevada ao nível do paciente, enquanto a taxa de insucesso ao nível do implante foi comparável. Chegaram à conclusão de que a carga imediata produziu resultados clínicos comparáveis aos da carga convencional. Por conseguinte, ao tratar indivíduos edêntulos, a carga rápida deve ser tida em consideração.

Fabbro et al (2019)[32] avaliaram as taxas de sobrevivência de implantes com carga imediata após pelo menos cinco anos. Para além da falha do implante, foram avaliados o tipo de problema e a quantidade de perda óssea marginal em torno dos implantes. As frases de pesquisa incluíram "carga imediata", "função imediata", "restauração imediata", "temporização imediata", "implantes dentários", "pacientes totalmente edêntulos" e "pacientes parcialmente edêntulos" na literatura da Medline, Scopus e Cochrane Central Register of Controlled Trials. Os resultados primários de cada estudo foram o sucesso e a sobrevivência do implante e da prótese, a alteração do nível ósseo marginal, a incidência e o tipo de problemas. Foram analisados 34 ensaios no total, envolvendo 5349 implantes em 1738 indivíduos. O tempo médio de seguimento foi de 72,4 meses. Assim, concluiu-se que os implantes de carga imediata podem ser utilizados como uma opção terapêutica, conduzindo a resultados favoráveis e a uma elevada satisfação dos pacientes.

Kusumoto et al (2020)[33] investigaram a associação entre o tipo de superestrutura do implante com base na QdVRSB. Durante a fase de manutenção pós-tratamento, o questionário Oral Health Impact Profile (OHIP) foi aplicado a 72 pacientes totalmente edêntulos que tinham recebido próteses completas fixas suportadas por implantes e sobredentaduras de implantes. Embora a pontuação média do OHIP para as próteses fixas sobre implantes fosse inferior à das próteses sobre implantes, não foi possível estabelecer uma significância estatística. No entanto, as classificações dos itens do OHIP para a função mastigatória revelaram uma diferença substancial, com as pontuações do grupo de implantes fixos a serem inferiores às do grupo de próteses sobre implantes. Por conseguinte, foi determinado que, com exceção da função mastigatória percebida, o IOD demonstrou uma QdVRSB equivalente à dos portadores de uma IFCD. Foram efectuadas radiografias panorâmicas e os pacientes foram divididos em 2 grupos de 10 pacientes cada:

- Grupo 1: Uma sobredentadura suportada por dois implantes. Aos implantes do lado direito e esquerdo, respetivamente, foram atribuídas as letras "R" e "L".
- Grupo 2: Uma sobredentadura suportada por quatro implantes. "RP" significa posterior direito, "RA" significa anterior direito, "LA" significa anterior esquerdo e "LP" significa posterior esquerdo, respetivamente, para os implantes.

A análise fractural foi realizada, e a partir das porções mesial e distal da região do pescoço de cada implante em ambos os grupos. Foi utilizado um software com a abordagem de contagem de caixas fractais para calcular os FDs. Assim, concluiu-se que, dependendo do estado do rebordo residual do paciente, tanto as sobredentaduras suportadas por 2 implantes como por 4 implantes resultam em graus semelhantes de alteração óssea negativa em redor dos implantes. Ambos os desenhos estão também disponíveis clinicamente.

Os implantes zigomáticos quádruplos foram revistos por **Lan K, Wang F, Huang W, Davó R e Wu Y (2021)**[36] com base nas suas taxas de sobrevivência e problemas. Uma dificuldade atual para o cirurgião é a sensibilidade da técnica e a exigência de precisão à custa da redução da morbilidade pós-operatória. Os pacientes com condições edêntulas maxilares significativamente atróficas constituíram a população. Iriam ser colocados quatro ZIs como parte do tratamento (método quad ZI). A taxa de sobrevivência do implante serviu como resultado primário, enquanto as complicações intra-operatórias e pós-operatórias serviram como resultados secundários. Foi determinado que a terapia com ZIs quádruplos está associada a uma elevada taxa de sobrevivência dos implantes e a uma baixa incidência de problemas protéticos quando utilizada para restaurar maxilares edêntulos severamente atróficos.

Lorean A, Khehra A, Benatouil J, Hallel G, Levin L (2022)[37] efectuou uma análise retrospetiva da reabilitação de boca completa utilizando o sistema de implante de cabeça angulada ao nível dos tecidos. Foram selecionados 29 pacientes no total e foram inseridos 185 implantes. Decorreu uma média de 6 a 5 meses entre a implantação do implante e a cimentação da prótese aparafusada. A taxa de sobrevivência observada foi de 97,8%. Quatro implantes falharam, com uma duração média de 18 meses até à falha. Ao fim de um ano, a perda óssea média foi de 0,014 mm; aos cinco anos, foi de 0,133 mm; e aos dez anos, foi de 0,426 mm. O novo desenho de implante ao nível do tecido com angulações de 17, 30 e 45 graus foi, portanto, considerado como tendo taxas de sucesso e sobrevivência previstas com uma perda óssea mínima.

Em **2022, Carossa M, Alovisi M, Crupi A, Ambrogio G e Pera F**[38] publicaram um relato de caso sobre os resultados clínicos de uma reabilitação de carga instantânea de arcada completa utilizando implantes ao nível dos tecidos, com e sem unidades de implante-pilar, e com um acompanhamento de 2 anos. Em janeiro de 2020, uma paciente do sexo feminino foi encaminhada para o departamento de prótese e implantes da Faculdade de Medicina Dentária C.I.R, Universidade de Turim, para avaliação e reabilitação do maxilar inferior. Tinha 49 anos de idade, não fumava e estava em boas condições físicas. Foram colocados quatro implantes após a extração da mandíbula anterior na mesma consulta. Após a colocação, os dois implantes anteriores foram imediatamente ligados ao osso. Os dois implantes distais foram inclinados para evitar o nervo alveolar e ligados a dois pilares angulados a 30°, enquanto os dois implantes anteriores foram colocados a direito e ligados à prótese (sem pilares). Após uma avaliação dos implantes ao fim de 2 anos, verificou-se que todos os implantes se tinham integrado corretamente e que os tecidos moles circundantes em todos os locais dos implantes estavam estáveis.

Bruschi et al (2022)[39] realizaram um estudo retrospetivo sobre os resultados clínicos e a qualidade de vida global relacionada com a boca dos pacientes com próteses fixas de arcada completa com carga imediata suportadas por uma combinação de implantes axiais e inclinados colocados em locais pós-extração ou em locais cicatrizados e para comparar o resultado de fixações inclinadas versus axiais nos mesmos pacientes. O inquérito OHIP-5 foi aceite. Com base nos dados clínicos e radiológicos, foi planeada a quantidade, o diâmetro, o comprimento e o posicionamento dos implantes. Para o implante, foi efectuada uma impressão nivelada. Foi efectuada uma restauração provisória aparafusada, reforçada com metal, que foi colocada no mesmo dia ou no prazo de 24 horas, utilizando uma impressão ao nível do implante. Foi utilizado um papel de articulação de 40 mm para medir todos os contactos cêntricos e laterais. De seguida, foi aplicada resina composta no acesso ao parafuso. Na ausência de dificuldades, os pacientes obtiveram a restauração completa após 3-4 meses de carga. Todos os participantes do estudo obtiveram imagens de TCFC 3 meses e 3 anos após receberem a reabilitação definitiva. A partir das imagens sagitais e coronais, foi medida a distância entre o colo do implante e o seu módulo de crista no respetivo nível ósseo mesial e distal, bem como o nível vestibular. Assim, chegaram à conclusão de que, embora os implantes axiais tenham uma incidência de reabsorção óssea um pouco menor do que os implantes inclinados, continuam a ser uma opção de tratamento eficaz para indivíduos edêntulos que gostariam de evitar tratamentos mais complexos. Além disso, os resultados do índice OHIP-5 mostraram que este tipo de terapia de arcada completa suportada por implantes oferece uma grande satisfação ao paciente e é totalmente aceite pelo mesmo.

Pandey et al (2023)[41] compararam os comportamentos biomecânicos em torno de implantes colocados distalmente de dois conceitos de tratamento (todos em quatro e todos em seis) com reabilitação com implantes para mandíbulas edêntulas moderadamente atróficas. A partir da tomografia computorizada do paciente, foi criada uma mandíbula edêntula simulada que seria restaurada com uma prótese de implante dentário fixo de arcada completa. Os modelos criados utilizando esta informação representavam uma substituição protética totalmente fixa para uma mandíbula edêntula suportada por 6 implantes (Modelo B) e 4 implantes (Modelo A) utilizando a abordagem All-on-4. As três condições de carga seguintes foram examinadas para a avaliação e subsequente comparação da distribuição da tensão na interface osso-implante em cada modelo: Carga 1: Todos os implantes foram sujeitos a uma carga vertical de 100 N. Carga 2: Cada implante foi sujeito a uma carga horizontal de 100 N. Carga 3: Todos os implantes receberam uma carga oblíqua de 141 N a 45° no sentido vestibulolingual. Relativamente ao osso cortical, a todos os implantes e aos dois implantes mais distais, o Modelo A apresentou valores de tensão principal máxima (MPa) mais elevados do que o Modelo B. A ideia de tratamento all-on-six (Modelo B), que demonstrou um melhor comportamento biomecânico, foi assim determinada como uma alternativa viável para a reabilitação a longo prazo da mandíbula edêntula.

SOBRE O EDENTULISMO

De acordo com o GPT-9:[42]

Edêntulo: Sem dentes, com falta de dentes

Edentulismo: estado de ser desdentado sem dentes naturais.

Existem inúmeras razões para o edentulismo. A perda total de dentes pode ser causada por factores iatrogénicos, traumáticos ou terapêuticos, para além de desordens hereditárias ou microbiológicas, sendo frequentemente o resultado de condições com fortes influências individuais e comportamentais.[43] Os pacientes com edentulismo apresentam uma grande variedade de diferenças morfológicas e problemas médicos. A qualidade de vida é afetada pela perda dentária, que pode levar a uma estética deficiente e afetar a mastigação, a fala e a aparência. A literatura está dividida quanto ao facto de a taxa de edentulismo estar a aumentar ou a diminuir. Verifica-se que, embora a taxa global de edentulismo pareça estar a diminuir de forma constante nos países industrializados, está a aumentar nos países subdesenvolvidos. Outros acreditam que o envelhecimento e o aumento da população são os culpados pelo aumento contínuo do edentulismo.

O edentulismo continua a ser um importante problema de saúde pública, uma preocupação individual e uma responsabilidade profissional. De acordo com vários relatórios, embora a perda de dentes se esteja a tornar menos comum a cada geração subsequente, a longevidade das populações em todo o mundo e a provável adaptação a dietas ricas em açúcar e a estilos de vida ocidentais poderão continuar a sustentar a população edêntula global.[43]

Outra consequência significativa do edentulismo é a reabsorção do rebordo residual. Esta é crónica, progressiva, irreversível, catabólica, e tudo isto. Pesquisas anteriores sobre esse assunto utilizaram medidas típicas de radiografias panorâmicas, cefalogramas laterais e moldes de diagnóstico para descrever o procedimento. Os seguintes elementos, ligados ao edentulismo, afectam a reabsorção do rebordo residual. É crónica, progressiva, irreversível, catabólica, e tudo isto. Vários estudos que se debruçaram anteriormente sobre este tema utilizaram métricas padronizadas em radiografias panorâmicas, telerradiografias laterais e moldes de diagnóstico para caraterizar o processo. A reabsorção do rebordo residual pode ser influenciada pelos seguintes elementos:

- **Factores anatómicos:** Postula-se que a reabsorção da crista residual varia com a quantidade e a qualidade do osso das cristas residuais. Assim, é provável que quanto maior for o volume ósseo, maior será o quantum de reabsorção.

- **Stress mecânico localizado de próteses removíveis:**

Carlsson e outros realizaram um estudo clínico prospetivo num grupo de pacientes parcialmente edêntulos. Os casos de desdentados de Classe I de Kennedy foram estudados em três grupos: o primeiro sem qualquer prótese mandibular, o segundo com próteses parciais com selas de extremidade livre bilaterais e o terceiro com uma prótese parcial com barra lingual anterior. Os resultados do estudo revelaram um aumento da taxa de reabsorção residual da crista edêntula nos grupos que usaram próteses durante períodos prolongados.

- **<u>Efeito de tensão e deformação:</u>** Os tecidos osteóides que recebem estímulos mecânicos constantes mantêm um equilíbrio entre a atividade osteoclástica e osteoblástica. Mas quando o osso se encontra num estado de imobilização ou num ambiente sem peso, o stress mecânico reduzido não consegue sustentar o processo normal de remodelação, resultando numa diminuição da massa óssea calcificada conhecida como atrofia por desuso.

- **<u>Mediadores inflamatórios:</u>** Vários mediadores inflamatórios, principalmente as prostaglandinas, têm sido considerados por muitos trabalhadores como tendo um papel no aumento da taxa de reabsorção do rebordo residual. Um estudo realizado por Yeh e Rodan (1984) demonstrou que, quando as células osteoblásticas eram sujeitas a tensões mecânicas repetitivas in-vitro, havia um aumento significativo na síntese de prostaglandina E2.

- <u>Osteoporose e alterações osteoporóticas pós-menopáusicas:</u>

Foi relatado que o rebordo residual maxilar era significativamente mais pequeno em mulheres osteoporóticas pós-menopáusicas, enquanto a sua mandíbula edêntula permanecia igual à dos controlos relacionados com a idade. Quando a reabsorção óssea ocorre nas superfícies labial e lingual do rebordo residual, em detrimento da superfície oclusal, o resultado é um rebordo em forma de faca. Os estudos demonstraram que as mulheres pós-menopáusicas com pontuações densitométricas ósseas mais baixas apresentavam uma tendência para ter um rebordo alveolar inferior em forma de faca.[44]

A perda de altura óssea na mandíbula pode ser significativa, resultando numa perda de função. Esta perda óssea vertical tem um grande impacto no restabelecimento da saúde dentária do doente. O doente deve compreender que, para restaurar a perda de tecido duro e mole, é normalmente indicado um tratamento mais extenso.

O tratamento dentário restaurador de pacientes edêntulos deve basear-se numa compreensão completa da queixa principal. Assim, as opções de tratamento para pacientes edêntulos incluem o seguinte:[45]

- Próteses completas
- Sobredentaduras sobre implantes
- Próteses fixas sobre implantes

No entanto, atualmente, a sensibilização do público e a aceitação dos implantes dentários estão a aumentar. O tratamento com implantes tornou-se popular na prática dentária e traz aos pacientes mais benefícios práticos do que os métodos de tratamento convencionais. Por exemplo, as próteses mandibulares suportadas por implantes constituem uma alternativa fiável e são consideradas como um tratamento padrão, especialmente para aqueles que têm dificuldade em adaptar-se às próteses convencionais.[46] O tratamento com implantes para pacientes edêntulos pode ser dividido em cinco opções de restauração (Figuras 2)

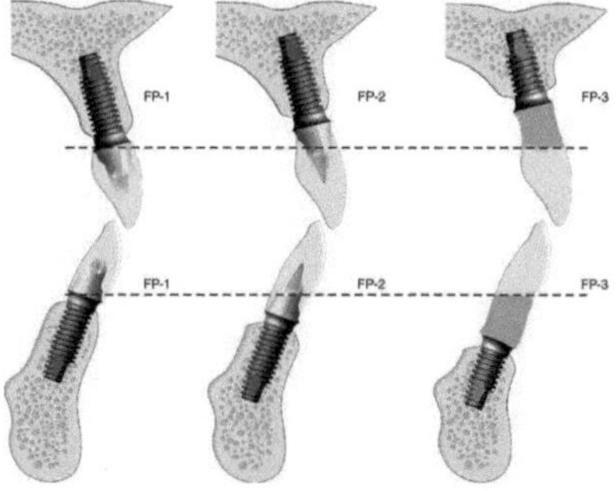

Foto gentilmente cedida - *Misch CE. Fundamentação dos implantes dentários. In: Misch CE, ed.* Dental Implant Prosthetics. *2ª ed. St Louis: Mosby; 2015.*

Fig 2: Opções de restauração para o tratamento com implantes

FP-1:

Trata-se de uma restauração permanente que, aos olhos do paciente, substitui simplesmente a coroa anatómica do dente natural. O volume e a posição do osso remanescente devem permitir a colocação ideal do implante numa posição semelhante à da raiz do dente natural. A restauração final é semelhante em tamanho e contorno à maioria dos PFs tradicionais utilizados para restaurar ou substituir coroas de dentes naturais.

FP-2:

Restaura a coroa anatómica e parte da raiz natural. O volume e a topografia do osso disponível têm uma posição apical mais elevada do que a posição óssea ideal da raiz natural do dente. Por este motivo, a terceira parte gengival da coroa do dente é excessivamente alongada.

FP-3:

Este tipo de prótese substitui a coroa natural e contém material de restauração cor-de-rosa para substituir uma parte do tecido mole. Com a cor da gengiva restaurada da FP-3, os dentes parecem mais naturais em tamanho e forma, e o material de restauração cor-de-rosa imita a área interdentária e as papilas cervicais. A adição de acrílico, cerâmica ou zircónio da cor da gengiva para um aspeto mais natural da FP é frequentemente prescrita com muitos implantes, uma vez que a perda óssea é mais comum nestas situações. Por conseguinte, existem 3 abordagens diferentes para a prótese FP-3:

1. Restauração de prótese híbrida acrílico-metálica
2. Restauração metalo-cerâmica
3. Prótese sólida de zircónio

Os factores mais importantes na escolha de um material de restauração são a estética, a longevidade e a durabilidade.

Prótese híbrida:

Este tipo de prótese utiliza uma estrutura metálica mais pequena, com dentes de prótese e acrílico para os manter unidos. Esta prótese é menos dispendiosa de fabricar e altamente estética graças às próteses pré-fabricadas e à substituição do tecido mole por acrílico rosa. Além disso, a camada de acrílico entre a restauração e a estrutura reduz o impacto das forças dinâmicas da mastigação. Outra vantagem é o facto de ser mais fácil de reparar do que a porcelana, uma vez que as próteses podem ser substituídas com menos risco do que adicionar porcelana a uma restauração metalo-cerâmica tradicional. Mas a fadiga do acrílico é maior do que a das próteses tradicionais, razão pela qual são necessárias reparações mais frequentes da prótese.

Restauração de **porcelana-metal**

Os metais nobres são especificados para as restaurações de implantes para reduzir o risco de corrosão e melhorar a precisão da fundição, uma vez que os metais não preciosos encolhem mais durante o processo de fundição. No entanto, em caso de espaço excessivo na altura da coroa, a restauração metalo-cerâmica tradicional terá uma grande quantidade de metal na estrutura subjacente, pelo que a espessura da cerâmica não será superior a 2 mm. A grande quantidade de metal na subestrutura tem um efeito como dissipador de calor e complica a aplicação de cerâmica na produção de membros protéticos.

Além disso, à medida que o metal arrefece após a fundição, as áreas mais finas do metal arrefecem primeiro e criam porosidade na estrutura. Isto pode levar à rutura do reforço após o carregamento.

Para além disso, a quantidade de metal precioso na fundição aumenta o peso e o custo da restauração.

Zircónio **monolítico**

Este tipo de prótese permite ultrapassar todas as complicações das restaurações híbridas e das restaurações cerâmicas combinadas com restaurações metálicas. Tem uma elevada resistência à flexão e à compressão de aproximadamente 1465 MPa e, devido à sua natureza monolítica, é necessário um espaço interdentário mínimo (8 mm) para fabricar a prótese e pode ser fabricada quando o espaço interoclusal entre os dentes é de 0,5 mm. A abrasão é mínima e há menos doenças peri-implantares porque a espessura do biofilme que se acumula é menor do que nos produtos cerâmicos.

As próteses removíveis têm duas categorias baseadas no suporte do implante. As próteses RP-4 têm um suporte de implante completo anterior e posteriormente. Na mandíbula, a barra da superestrutura está frequentemente em cantilever a partir de implantes posicionados entre os forames. A prótese RP-4 maxilar tem normalmente mais implantes e pouco ou nenhum cantilever.
Uma restauração RP-5 tem principalmente suporte de implante anterior e suporte de tecido mole posterior na maxila ou mandíbula. Frequentemente, são necessários menos implantes e é menos provável que o enxerto ósseo seja indicado

RP-4

É completamente suportado por implantes, dentes ou ambos e carece de suporte de tecidos moles. Os encaixes ligam normalmente o RP a uma barra de tecido ou a uma superestrutura de baixa inclinação para fixar o pilar do implante. Normalmente, são necessários cinco ou seis implantes no maxilar inferior e seis a oito implantes no maxilar superior para fabricar uma prótese RP-4 totalmente suportada por implantes. Além disso, neste caso, é necessário mais espaço entre os dentes para permitir um espaço adequado para os dentes acrílicos e as próteses, e os implantes são colocados mais lingual e apicalmente do que as próteses fixas para acomodar a superestrutura, os encaixes e as próteses.

RP-5:

É uma prótese removível com tecidos moles (principal) e suporte de implante (secundário). A prótese RP-5 tem muitas vantagens em casos de perda total de dentes:

□ Os dois implantes anteriores são independentes um do outro

□ Implantes de talas na área do canino para melhorar a retenção

□ Três talas implantadas nas áreas dos pré-molares e dos incisivos centrais para proporcionar estabilidade lateral

□ Os implantes têm cantilevers para reduzir a abrasão dos tecidos moles e limitar a quantidade de cobertura de tecidos moles necessária para suportar a prótese.

SOBREDENTADURAS SOBRE IMPLANTES

Definição:

Qualquer prótese dentária removível que cubra e assente num ou mais dentes naturais remanescentes, nas raízes de dentes naturais e/ou em implantes dentários; uma prótese dentária que cubra e seja parcialmente suportada por dentes naturais, raízes de dentes naturais e/ou implantes dentários.[42]

VANTAGENS

A sobredentadura de implante é superior às próteses completas convencionais em termos de estabilidade e retenção, e melhora a função, a estética e a fonética dos pacientes. A sobredentadura funciona bem para pacientes com capacidade limitada de manutenção da higiene.[48]

DESVANTAGENS

- Riscos do procedimento cirúrgico que incluem hemorragia pós-operatória e dormência se o nervo mandibular for afetado por uma infeção.
- É um procedimento sensível à técnica, que consome muito tempo e requer a perícia dos profissionais e a cooperação dos pacientes.
- A sobredentadura com implantes é superior às próteses completas convencionais em termos de estabilidade e retenção, e melhora a

função, a estética e a fonética dos pacientes. A sobredentadura funciona bem, tendo sido registadas complicações relacionadas com os implantes, que incluem o afrouxamento do mecanismo de retenção da sobredentadura (33%), a perda de implantes com a sobredentadura maxilar (21%), a necessidade de voltar a colocar a sobredentadura (19%) e a fratura do grampo/implante da sobredentadura.[49]

OPÇÕES PROTÉTICAS NA SOBREDENTADURA SUPORTADA POR IMPLANTES

Dependendo da preferência do médico e dos parâmetros de condição, existem geralmente dois tipos de "próteses implanto-suportadas" dadas aos pacientes:

1. A restauração mantém a forma esférica:

Dois a quatro implantes são inseridos primeiro no maxilar inferior, enquanto 4-6 implantes são inseridos primeiro no maxilar superior; um pilar esférico ou "abutment" é inserido no implante. O O-ring ou concha metálica é inserido na superfície do tecido da prótese e encaixa no pilar esférico ou de localização quando a prótese é colocada na boca. Estes implantes asseguram uma retenção adequada da prótese.

2. Prótese fixa em barra:

Uma barra de metal é fabricada no laboratório e fixada no implante. Clipes de cabeçalho especiais são fixados na superfície do tecido da prótese, travando na barra quando a prótese é colocada na boca. A barra proporciona uma retenção e estabilização adequadas da prótese.

O SUCESSO DE UMA SOBREDENTADURA SUPORTADA POR IMPLANTES DEPENDE DOS SEGUINTES FACTORES

1. Densidade óssea
2. Diâmetro e comprimento do implante
3. Número de implantes
4. Localização dos implantes

DENSIDADE ÓSSEA:

A densidade óssea tem um impacto clínico direto no sucesso do tratamento com implantes. É mais importante na mandíbula anterior do que no maxilar anterior. A qualidade óssea mais fraca encontra-se normalmente no maxilar posterior e está associada a taxas de insucesso mais elevadas.[51]

O maxilar inferior, como estrutura independente, é concebido como um absorvedor de forças. Por conseguinte, o osso cortical externo torna-se cada vez mais denso e o osso esponjoso torna-se cada vez mais grosseiro. Por outro lado, o maxilar superior é a unidade de distribuição de forças. Qualquer tensão colocada na maxila é transmitida através do arco zigomático e do palato para longe do cérebro e da órbita. Como resultado, o maxilar superior tem uma concha fina e um osso trabecular fino que suporta os dentes.

A densidade óssea diminui após a perda dentária. Esta perda dentária está principalmente relacionada com a duração da perda dentária e carga inadequada, a densidade inicial do osso, a flexão e torção do maxilar inferior, e a função secundária antes e depois da perda dentária. Em geral, a alteração da densidade após a perda dentária é maior na região posterior da maxila e menor na região anterior da mandíbula.[47]

Classificação óssea relacionada com a implantologia dentária:

Linkow e Chercheve (1971) Classificação:

- Estrutura óssea de classe I: Este tipo de osso ideal consiste em trabéculas uniformemente espaçadas com pequenos espaços cancelados.
- Estrutura óssea de classe II: O osso tem espaços esponjosos ligeiramente maiores com menor uniformidade do padrão ósseo.
- Estrutura óssea de classe III: Existem grandes espaços cheios de medula entre as trabéculas ósseas.

Linkow afirmou que o osso de classe III resulta num implante solto; o osso de classe II é satisfatório para implantes; e o osso de classe I é a base mais ideal para próteses de implantes.

Lekholm e Zarb (1985):

Eles listaram quatro qualidades ósseas encontradas nas regiões anteriores da mandíbula.

- Qualidade 1: Composto por osso compacto homogéneo.

- Qualidade 2: Uma camada espessa de osso compacto que envolve um núcleo de osso denso

  osso trabecular.

- Qualidade 3: Uma fina camada de osso cortical que envolve o osso trabecular denso

osso de resistência favorável.

- Qualidade 4: Uma fina camada de osso cortical que envolve um núcleo de osso trabecular de baixa densidade.

Misch (1988):

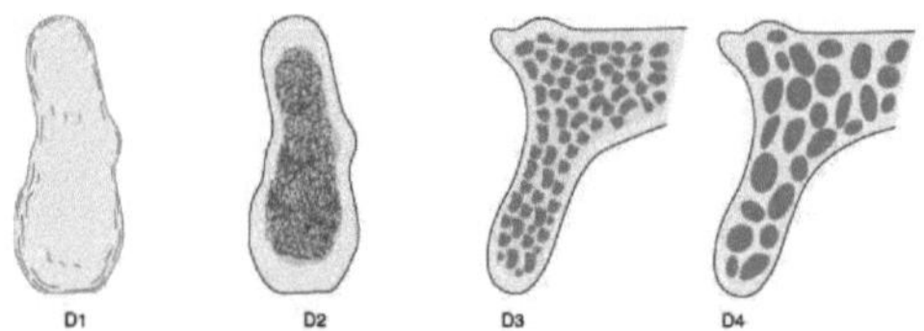

Pic Curtsey: Textbook of Prosthodontics 12th edition V Rangarajan

Figura 3: Classificação de Misch da densidade óssea.

- D1: O osso é principalmente osso cortical denso.
- D2: O osso tem osso cortical denso a poroso na crista e, no interior do osso, tem osso trabecular grosseiro.

- D3: Os tipos de osso têm uma crista cortical porosa mais fina e osso trabecular fino na região próxima do implante.
- D4: O osso tem muito pouco ou nenhum osso cortical crestal.
- D5: Osso muito mole, com mineralização incompleta e grandes espaços intertrabeculares

A densidade óssea modifica o plano de tratamento com implantes de várias formas. Uma diminuição da densidade óssea diminui a resistência do osso. Assim, a tensão que actua sobre o osso deve ser reduzida, pelo que, consequentemente, a tensão sobre o sistema de implantes também deve ser reduzida à medida que a densidade óssea diminui. A técnica mais ideal seguida é a imobilização dos implantes múltiplos. Outras técnicas incluem o encurtamento ou a eliminação do comprimento do cantilever, o estreitamento das mesas oclusais e a minimização das cargas de compensação, o que reduz a quantidade de carga.

DIÂMETRO E COMPRIMENTO DO IMPLANTE:

De acordo com Sutter, o diâmetro do implante depende da largura alveolar, enquanto a altura óssea disponível determina o comprimento do implante. Devido à configuração e à superfície rugosa, um comprimento de implante até um máximo de 12 mm é suficiente na maioria dos casos.[52] Situações ósseas individuais podem exigir outros tipos de implantes ITI. É necessário ter osso adequado à volta do implante para garantir uma osteointegração correta e a estabilidade clínica a longo prazo do implante. Cerca de 1-1,5 mm de osso alveolar deve rodear o implante para que haja um fornecimento adequado de sangue à região.[53]

Implantes de diâmetro padrão:

- Diâmetro superior a 3 mm.

- Maior superfície.
- Indicado em doentes jovens ou em doentes com volume suficiente.

Implantes de diâmetro estreito:

- Diâmetro inferior a 3 mm.
- Menor área de superfície.
- Indicado em pacientes com sulcos estreitos que não podem acomodar implantes padrão e em pacientes mais velhos.

Existem quatro categorias em termos de diâmetro: extra estreito, estreito, normal e largo, e em termos de comprimento: Extra curto, curto, padrão e longo. No entanto, estes termos são utilizados de forma inconsistente para descrever uma vasta gama de diâmetros e comprimentos. Por exemplo, o termo "estreito" foi utilizado para descrever diâmetros de 1,8 a 3,75 mm, e "longo" para implantes com comprimentos de 10-18 mm. Da mesma forma, os implantes com um diâmetro de 3 mm foram considerados implantes de "pequeno diâmetro" em alguns estudos e padrão noutros. Além disso, em alguns estudos, os implantes de 13 mm foram classificados como "longos", enquanto outros estudos os consideraram como implantes padrão.[54]

Existem provas de uma maior taxa de insucesso para implantes curtos (7 e 10 mm). Os implantes de diâmetro estreito de 2,5 a 3 mm podem ser utilizados com êxito para tratar cristas ósseas estreitas tanto na maxila como na mandíbula; os implantes de diâmetro largo podem proporcionar um suporte adicional para próteses amovíveis. Os implantes de diâmetro padrão, juntamente com uma superestrutura, ajudam a proporcionar um melhor design e são mais confortáveis para o paciente.[55]

LOCALIZAÇÃO E NÚMERO DE IMPLANTES

1. Seleção do local do implante mandibular

A maior altura de osso disponível está localizada na mandíbula anterior, entre os forames mentais. Essa região também costuma apresentar uma densidade óssea favorável para o suporte de implantes. Além disso, as overdentures com movimento posterior têm melhor aceitação do que as próteses removíveis com movimento anterior. O osso disponível na mandíbula anterior é dividido em cinco colunas iguais de osso que servem como potenciais locais de implante, denominadas A, B, C, D e E, começando pelo lado direito do paciente.

- Opção de sobredentadura-1 (OD-1): Esta opção é indicada quando o custo é a opção mais significativa para o paciente. Nesta opção, são colocados dois implantes na região anterior e, por conseguinte, é necessário um volume ósseo abundante na região anterior e a forma do rebordo posterior deve ter a forma de um U invertido com paredes paralelas altas para obter condições anatómicas boas a excelentes para a prótese convencional, suporte e estabilidade. A prateleira vestibular deve ser proeminente para suportar as forças. O tipo mais comum de fixação utilizado em OD-1 é um Locator ou um design de O-ring porque haverá movimento associado da prótese. O posicionamento dos implantes nas posições B e D é uma opção protética muito melhor em OD-1 do que nas regiões A e E, porque os implantes nas posições A e E resultam frequentemente na oscilação da prótese.

- Opção de Sobredentadura-2 (OD-2): Esta opção de tratamento coloca três implantes de forma radicular nas posições A, C e E. O terceiro implante proporciona uma resistência adicional à flexão da superestrutura e o afrouxamento dos parafusos ocorre com menos frequência, porque três parafusos de coping retêm a superestrutura.

Outras vantagens são:

- As forças de reação do implante são reduzidas
- A maior área de superfície do implante em relação ao osso permite uma melhor distribuição da força
- O risco de o pilar ou o parafuso do coping se soltarem é reduzido
- Três locais por mucosa distribuem as tensões de forma mais eficiente e minimizam a perda óssea da crista.
- A redução do momento de força máximo é duas vezes superior com um sistema de três implantes em comparação com dois implantes nas posições A e B.

- Opção de sobredentadura 3 (OD-3): Nesta opção, são colocados quatro implantes nas posições A, B, D e E. Esta opção de tratamento proporciona um suporte suficiente para incluir um cantilever distal de até 10 mm de cada lado, se os factores de tensão forem baixos.

A superestrutura em consola é geralmente utilizada no caso de 4 ou mais implantes, porque

1. Aumento do suporte do implante

2. A posição biomecânica dos implantes é melhorada numa forma de arco ovoide ou cónico

3. É fornecida uma retenção adicional para a barra da superestrutura, o que limita o risco de afrouxamento do parafuso e outras complicações relacionadas com as restaurações em cantilever

- Opção de sobredentadura 4 (OD-4): Nesta opção, são colocados 5 implantes nas posições A, B, C, D e E (Fig. 14), com cantilever de 10 mm. Esta opção foi concebida para 3 tipos de condições: problemas moderados a graves relacionados com uma restauração tradicional, tratamento da perda óssea contínua na parte posterior da mandíbula e pacientes que sofrem de feridas graves nos tecidos moles ou com um historial de xerostomia.

- Opção de sobredentadura 5 (OD-5): Nesta opção, são colocados 5 implantes nas posições A, B, C, D e E, mas o cantilever é de 15 mm.

- **Seleção do local do implante maxilar:**

Estão disponíveis dois tipos de opções de tratamento para os IODs maxilares, principalmente devido às desvantagens biomecânicas da maxila em comparação com a mandíbula. É necessário um mínimo de 14 mm de espaço anterior à altura da coroa e 12-14 mm de espaço posterior para o IOD devido às dimensões coronais e localizações específicas dos dentes anteriores maiores.

- Opção 1, sobredentadura de implante RP-4 maxilar removível

- Opção 2, sobredentadura de implante RP-5 maxilar removível

Opção 1, sobredentadura de implante RP-4 maxilar removível:

Esta opção consiste numa prótese RP-4 com seis a oito implantes, que é rígida durante a função. Este é o desenho mais preferido para o maxilar, porque mantém um maior volume ósseo e proporciona uma melhor retenção e confiança ao paciente, em comparação com uma dentadura ou uma prótese RP-5.

Overdenture Removable Maxillary RP-5 Implant Overdenture:

Neste caso, são colocados quatro a seis implantes, dos quais pelo menos três são posicionados na pré-maxila. Com base nas fracas taxas de sucesso registadas na literatura, nos requisitos biomecânicos específicos e na fraca qualidade óssea, o menor número de implantes para uma sobredentadura maxilar RP-5 deve ser quatro, com uma ampla distribuição A-P. A sua principal vantagem é o facto de ser uma opção de tratamento menos dispendiosa em comparação com uma RP-4 ou prótese fixa, uma vez que não são necessários enxertos sinusais bilaterais e os implantes molares não são indicados.

CLASSIFICAÇÃO DO MOVIMENTO DA PRÓTESE

A natureza do movimento dos acessórios de precisão utilizados nas próteses sobre implantes pode ocorrer em zero a seis direcções: oclusal, gengival, facial, lingual, mesial, distal. Assim, o movimento da prótese divide-se em 5 tipos:

1. **PM0:** Sem movimento, a prótese é rígida.
2. **PM2:** Movimento em dois planos, com movimento de dobradiça.
3. **PM3:** Movimento apical e de charneira.
4. **PM4:** Movimento em quatro planos - mesial, distal, facial e lingual. Esta é geralmente caracterizada por uma sobredentadura com recurso a um sistema magnético anexos.
5. **PM6:** Movimento em todos os planos. O movimento é dependente de: i. Número de implantes e posição ii. Tipo de fixação

SELECÇÃO DE ACESSÓRIOS

Estão disponíveis vários tipos de sistemas de fixação e diferentes fabricantes oferecem diferentes tipos de modelos. No entanto, os sistemas de fixação mais utilizados são:

- Pregos
- Barra e clipes
- Ímanes

- Telescópico

CLASSIFICAÇÃO

De acordo com o apoio, pode ser classificado como:

- Suportados por tecidos moles e implantes, suportados pelos implantes e tecidos moles e retidos por implantes
- Implante puro

Com base na resiliência da vinculação, o sistema de vinculação pode ser:

Rígido: Não permite qualquer movimento entre o pilar e o implante. Quando se utiliza um conjunto de encaixe rígido e não resiliente, o implante recebe 100% das forças de mastigação, não proporcionando qualquer alívio aos implantes de suporte.

Fixação resiliente: Permite quantidades variáveis de rotação e correção de angulações. Além disso, o encaixe resiliente terá muitos tipos, incluindo encaixes resilientes verticais restritos que proporcionam um alívio de carga de 5 a 10% aos implantes de suporte e a prótese pode mover-se para cima e para baixo sem movimento lateral, de inclinação ou rotativo. Os encaixes resilientes são ainda classificados como:

1. Fixações resilientes combinadas: Os encaixes deste tipo permitem movimentos verticais e de articulação sem restrições. Sempre que utilizamos este tipo de encaixe, aumentamos o suporte de tecido da

prótese durante a mastigação. Este tipo de encaixe oferece 45-55% de alívio de carga aos implantes de suporte.

2. Acessórios resilientes rotativos: Este tipo de acessório proporciona movimentos verticais de articulação e rotação. Os encaixes resilientes rotativos transferem os componentes verticais e horizontais das forças mastigatórias para o rebordo residual. Normalmente, este tipo de encaixe proporciona 75-85% de alívio de carga aos implantes de suporte.

3. Suportes universais resilientes: Estes encaixes permitem movimentos verticais, de articulação, de translação e de rotação. Este tipo de encaixe oferece 95% de alívio de carga aos implantes de suporte. Os encaixes magnéticos são o melhor exemplo de encaixes universais resilientes.

ACESSÓRIOS PARA PINOS:

Trata-se de um dos mais antigos sistemas de fixação em vigor. São de 2 tipos:

Extrarradicular: O componente masculino projecta-se a partir do componente feminino

Intraradicular: O componente macho é uma parte da base da prótese.

Os attachments resilientes extracoronais (ERA) são mais frequentemente utilizados com overdenture suportada por implantes. Trata-se de attachments rígidos e são mais adequados para implantes paralelos.

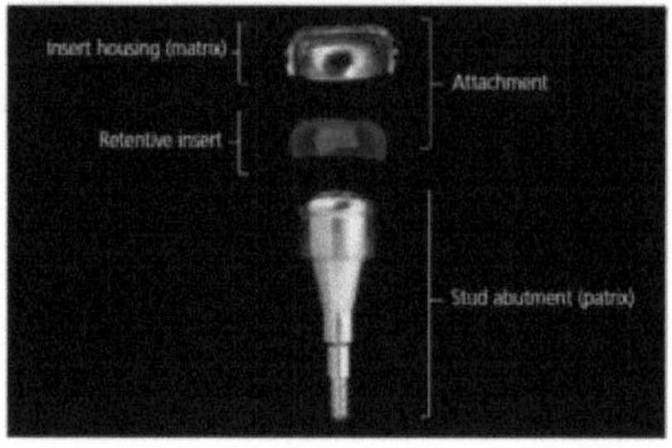

Pic cutsey: Trakas T, Michalakis K, Kang K, Hirayama H. Sistemas de fixação para overdentures retidas por implantes: uma revisão da literatura. Implantologia. 2006 Mar 1;15(1):24-34.

FIG 4: Esquema de um sistema básico de fixação cilíndrica de pernos

ACESSÓRIOS PARA BOLAS:

São considerados o tipo mais simples de fixação para aplicação clínica em overdentures implanto-suportadas. No entanto, a principal desvantagem deste sistema é o facto de os O-rings perderem gradualmente a retenção, tendo de ser substituídos periodicamente (Figura)[57] .

ACESSÓRIOS DE LOCALIZAÇÃO:

Quando os implantes não são paralelos e têm angulações >15°, não é possível utilizar fixações de pinos. Para ultrapassar estas situações, foram desenvolvidos localizadores em 2001 (Figura 18). São classificados como encaixes de dobradiça universais. Os acessórios localizadores proporcionam uma retenção dupla, uma mecânica e outra por fricção. A cabeça macho de nylon é ligeiramente maior do que o seu componente fêmea, o que proporciona um ajuste por fricção. A margem exterior do encaixe encaixa na área de corte inferior rasa do pilar para proporcionar uma fixação mecânica exterior. Os encaixes localizadores são utilizados sem uma caraterística de retenção interna quando se destinam a corrigir a angulação do implante.

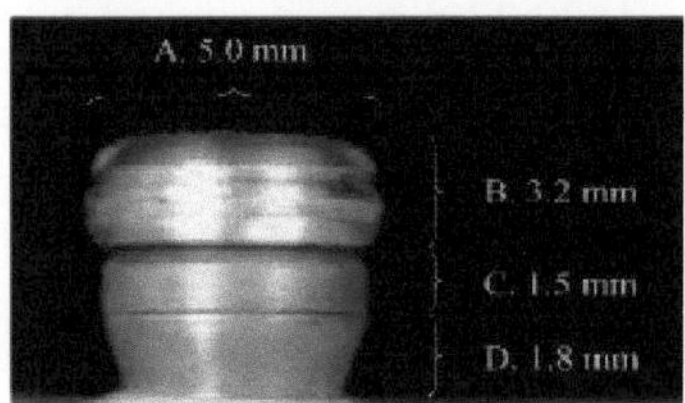

Pic Cutsey: Cakarer S, Can T, Yaltirik M, Keskin C. Complicações associadas aos encaixes bola, barra e Locator para overdentures suportadas por implantes.

Fig. 5: Dimensões mínimas para o sistema de encaixe Locator e implantes Standard Plus Straumann.

A: Largura do encaixe, B: Altura do encaixe, C: Altura do pilar, D: Comprimento do implante acima do osso. São necessários 2,0 mm adicionais de espaço para a resina acrílica (In Lee e Agar, 2006).

Vantagens do sistema de fixação do localizador:

- Pode ser utilizado em casos de espaço inter-arcos limitado
- Pode acomodar angulações inter-implantares até 40°.

Desvantagens dos acessórios localizadores:

- Não podem ser utilizados nos casos em que é necessário um restauro rígido

- Substituição regular das peças de nylon macho devido ao desgaste constante.[58]

BARRA E CLIPES DE FIXAÇÃO:

São principalmente de dois tipos:

- Juntas de barras: Manga única e múltiplas mangas
- Unidades de barra: O comprimento ideal de uma única barra deve ser no mínimo de 20-22 mm para acomodar dois clipes. As barras mais curtas não proporcionam uma retenção e um suporte adequados.

Vantagens dos clips metálicos:

- São mais resistentes ao desgaste
- Podem ser utilizadas barras de dimensões mais pequenas.

Desvantagens dos clips metálicos:

- A remoção dos clips metálicos é difícil em comparação com os clips de plástico
- Os clips metálicos requerem mais tempo na cadeira.

Além disso, os acessórios de barra são dos seguintes tipos:

- Barra Dolder: São classificados como acessórios resilientes combinados, pois permitem movimentos verticais e de dobradiça. Devido à sua ajustabilidade, é fácil controlar a retenção fornecida pela barra. É mais indicado quando o paciente tem um espaço adequado entre as arcadas, e é necessário um mínimo de resiliência e um máximo de retenção.

- Barra de Hader: São classificadas como uma fixação resistente à dobradiça e proporcionam uma retenção mecânica de encaixe. Os clips de plástico são mais recomendados do que os clips de metal.

Factores que influenciam a flexibilidade da barra:

- Comprimento da barra entre os dois implantes
- Altura da barra
- Propriedades físicas da liga
- Magnitude das cargas mastigatórias.

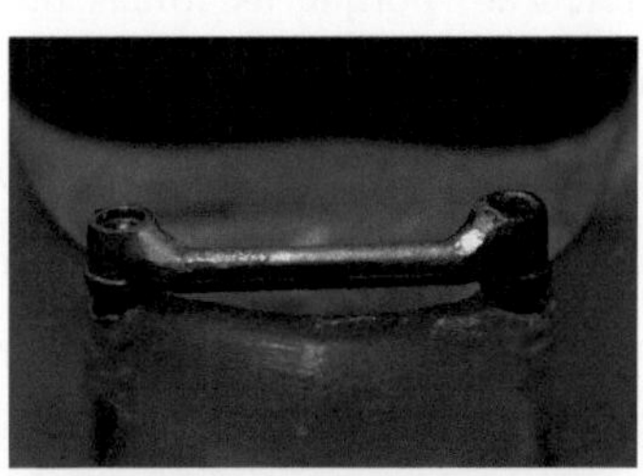

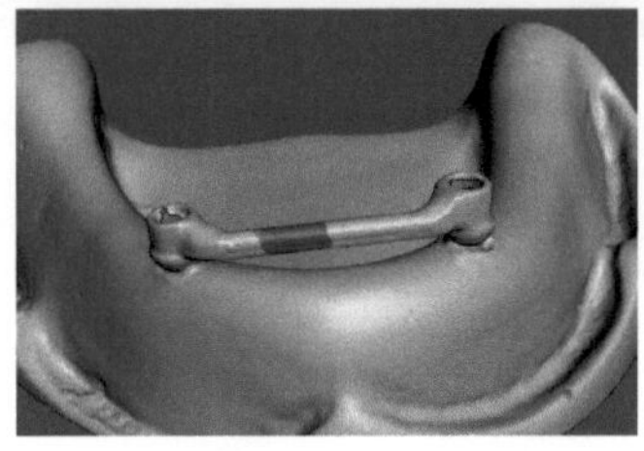

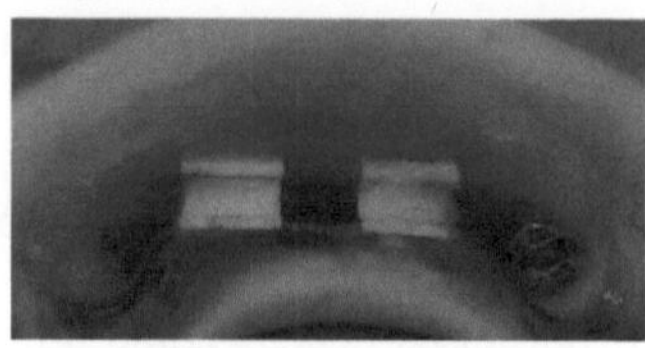

Pic Cutsey: Nassar, H.I., Abdelaziz, M.S. Retenção de fixação de clipe de barra para sobredentadura de implante mandibular. *BMC Oral Health* **22**, 227 (2022).

Fig. 6: a) Barra fabricada sobre o modelo b) Contorno do clipe PEEK c) Recolha do clipe de nylon na prótese

ACESSÓRIOS MAGNÉTICOS:

Os ímanes utilizados em implantologia dentária são constituídos principalmente por metais de alumínio-níquel-cobalto. São classificados como acessórios universalmente resistentes, uma vez que permitem todos os movimentos da prótese. No entanto, não são muito bem sucedidos na retenção, porque as forças de atração magnética geradas para proporcionar retenção são mais fracas do que a retenção proporcionada por encaixes mecânicos, como encaixes de bola e barra. Outro problema é o facto de estes acessórios magnéticos ficarem corroídos pela saliva quando utilizados a longo prazo. Para ultrapassar este problema, foi desenvolvida uma nova geração de ímanes compostos por elementos de terras raras, como o samário e o neodímio. Estes têm propriedades melhoradas em comparação com os ímanes convencionais.

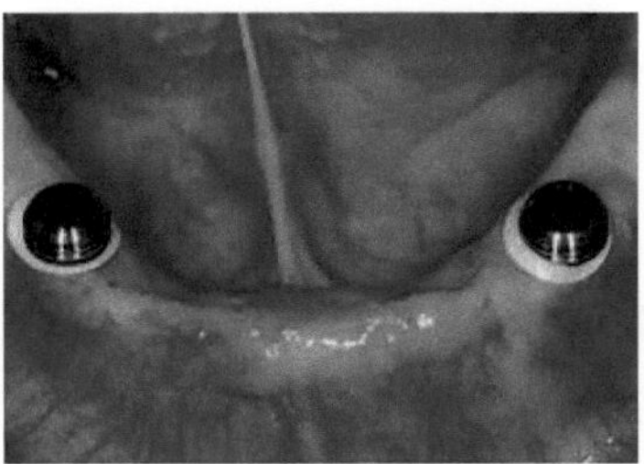

Fig. 7: Fixação magnética

Vantagens dos acessórios magnéticos:

- Os encaixes magnéticos são mais curtos do que os encaixes mecânicos, pelo que podem ser utilizados em casos de espaço inter-arcos reduzido
- Podem ser utilizados em pilares moderadamente não paralelos, uma vez que não seguem uma trajetória de inserção específica
- Não são necessários procedimentos laboratoriais associados às peças fundidas
- São mais resistentes e permitem um movimento livre da prótese.

Desvantagens:

- É necessário remover o acessório antes da realização de uma ressonância magnética porque provoca estrias
- Quando o número de implantes é relativamente reduzido, a retenção não é tão boa como quando são utilizados acessórios

esféricos

- Menor retenção
- O aquecimento durante a esterilização leva à diminuição das forças de retenção numa utilização a longo prazo.

ACESSÓRIOS TELESCÓPICOS:

As coroas telescópicas têm sido utilizadas desde há anos para ligar os dentes à sobredentadura, mas a sua utilização como sobredentadura suportada por implantes é limitada. Proporcionam uma fixação rígida, pelo que podem ser utilizadas para carga imediata. Mas a desvantagem é que, devido ao seu desenho, requerem um espaço adequado entre as arcadas para serem utilizadas. Nos casos em que não existe espaço suficiente entre as arcadas, não podem ser utilizadas.

Conceito Syncone: É um tipo inovador de attachments telescópicos que é indicado principalmente em casos de carga imediata. Tem pilares de titânio pré-fabricados e retentores de ouro correspondentes com uma conicidade de 4-6°. Os pilares podem corrigir angulações de 15° e podem rodar 360° para um alinhamento preciso. Os retentores de ouro encaixam nos pilares de titânio e proporcionam uma excelente retenção, que melhora com o tempo devido ao fenómeno de assentamento.

Vantagens da coroa telescópica:

- Excelente imobilização da restauração
- Flexibilidade de conceção
- Manutenção fácil da higiene oral
- O sistema Syncone tem acessórios praticamente resistentes ao

desgaste

- Também pode ser utilizado em pilares angulados.[59]

Sobredentadura suportada por um único implante:

A evidência do sucesso biomecânico e da satisfação psicossocial levou a um consenso emergente de que uma sobredentadura de dois implantes deve ser o tratamento recomendado na gestão de uma mandíbula edêntula. No entanto, o sucesso desta modalidade de tratamento, embora excelente, está infelizmente fora do alcance financeiro de muitos pacientes desdentados. Um estudo de comparação de custos entre uma sobredentadura mandibular retida por dois implantes e uma prótese mandibular completa convencional mostrou que o custo direto da sobredentadura é 2,4 vezes superior ao custo da prótese completa convencional. Assim, para combater este problema, está a surgir um novo conceito, que utiliza um único implante central mandibular para reter a prótese mandibular. O sucesso do implante, o resultado protético e a satisfação do paciente são comparáveis, quer se utilizem um ou dois implantes para suportar as sobredentaduras mandibulares.[60]

Vantagens:

- Requer relativamente menos conhecimentos especializados em comparação com 2 sobredentaduras implanto-suportadas e é menos moroso.
- As complicações pós-cirúrgicas são potencialmente menos complicadas do que as 2 sobredentaduras suportadas por implantes.

- A manutenção necessária é também muito reduzida e os ajustes são muito poucos
  são necessários.[60]

Um estudo de método de elementos finitos (MEF) efectuado por Jingyin Liu *et al.*[61] sobre o número de implantes necessários para reter uma sobredentadura sugeriu que os implantes unitários eram capazes de suportar a carga e dissipá-la também para o osso.

1. Conceção da fixação:

Os acessórios localizadores e esféricos são os mais utilizados e têm os resultados mais favoráveis no caso da SIROD.

Fixação de bola: É frequentemente utilizado em implantes unitários porque o seu retentor elástico permite uma ligeira rotação da sobredentadura e transfere a carga para o tecido ósseo circundante. Embora o encaixe esférico se adeqúe aos requisitos da sobredentadura suportada pela mucosa do implante, equilibrando a carga axial e evitando danos no tecido ósseo perio-implantar, o elevado custo de manutenção deste tipo de encaixe limitou a sua aplicação.

Fixação do localizador: A tampa de retenção de nylon pode ser facilmente substituída a um custo relativamente baixo, se necessário, neste tipo de fixação.

Fixação magnética: Oferece várias vantagens, como a redução da dimensão vertical e o stress lateral pode ser grandemente diminuído como resultado de pequenas forças de atração horizontais, prometendo assim um melhor prognóstico a longo prazo. A estrutura do encaixe magnético também facilita a colocação da prótese pelo doente. No entanto, com a fixação magnética, se o detentor e o íman não forem fixados com precisão, as fugas de fluxo reduzirão a força de retenção. Para evitar este tipo de incidente, foi aplicada resina acrílica autopolimerizável para manter os dois componentes unidos e garantir uma fixação precisa.[60]

2. Capacidade de mastigação:

Os estudos de Wolfart e Sonke Harder[62] realçam o facto de uma SIROD melhorar a qualidade de vida de um indivíduo edêntulo do que uma prótese completa convencional. Um relatório clínico de nove pacientes geriátricos de Krennmair *et al.*[63] tratados com SIROD afirma que um único implante foi suficiente para reabilitar o paciente geriátrico. Nos exames de reavaliação, as condições dos tecidos moles peri-implantares e as condições ósseas estabilizaram após 6 meses. A aceitação do paciente e a qualidade de vida foram melhoradas em grande medida.

3. Manutenção de próteses:

Um aspeto importante de qualquer prótese é o sucesso a longo prazo da restauração e o mínimo possível de complicações de manutenção. É sabido que o 1st ano de serviço é o mais crítico para a manutenção da sobredentadura de implante.[60]

Existe um risco elevado de fratura da sobredentadura se o espaço for insuficiente para acomodar a altura do encaixe. A incidência de fracturas em sobredentaduras retidas por um e dois implantes foi estudada por Gonda *et al.*[64] , que concluíram não haver diferença na taxa de incidência de fracturas em ambas as situações.

O desgaste dos acessórios é um fenómeno comum na utilização prolongada de uma sobredentadura. O desgaste do O-ring e a substituição das tampas de nylon foram um fenómeno frequente na manutenção da sobredentadura.[60]

PLANEAMENTO CIRÚRGICO:

O planeamento cirúrgico é muito importante ao considerar o número de implantes dentários, a distribuição relativa dos implantes e o tipo de fixação. Foi sugerido que as próteses amovíveis na maxila devem ser suportadas por mais implantes do que uma prótese semelhante na mandíbula. Além disso, as próteses removíveis suportadas por um único implante têm resultados significativamente piores quando comparadas com as que têm dois oumais implantes. As razões teóricas para uma menor sobrevivência dos implantes no maxilar podem estar relacionadas com a distribuição de forças através de um osso "mais macio".

Uma ISOD exercerá forças lineares nos pilares nas direcções apical e coronal, bem como forças de rotação/torção associadas à configuração da fixação, à distribuição do implante e à instabilidade da prótese. Estas forças são distribuídas através dos parafusos do implante, da superestrutura e da interface osso-implante através de um conjunto complexo de interações de compressão, torção e tração. Assim, sugere-se um mínimo de dois implantes na mandíbula e quatro implantes no maxilar.[65]

Além disso, o planeamento cirúrgico deve seguir um formato

estruturado, com a seguinte sequência:[66]

- Desenho/tipo de prótese
- Factores de força do doente
- Densidade óssea
- Posições-chave do implante (distribuição e posições-chave)
- Número de implantes necessários para a restauração planeada
- Tamanhos de implantes
- Osso disponível
- Desenho do implante.

Em primeiro lugar, é efectuado um exame CBCT com o doente a usar a sua prótese dentária, na qual são colocados marcadores radiopacos com guta percha ou material radiopaco de polivinil siloxano. O exame é então interpretado e o nervo alveolar inferior é marcado. Em seguida, procede-se à elevação do retalho com bisturi cirúrgico e elevadores periosteais, elevando o tecido para a face e para a língua do local proposto, de modo a visualizar completamente os contornos do rebordo alveolar. O local da osteotomia é preparado com a broca de osteotomia piloto até à profundidade proposta. São utilizados pinos de paralelismo para facilitar o paralelismo entre os implantes. Após as osteotomias sequenciais, os implantes são colocados com o torque de inserção adequado, após o que são colocados os acessórios. A estabilização da prótese sobre o implante pode ser efectuada imediatamente ou pode ser adiada. Isto depende de vários factores, como a densidade óssea, o volume ósseo, o número de implantes necessários para suportar a prótese, os tamanhos dos implantes, o tipo de tecido mole, os factores de força e a estabilidade primária do implante inserido. Os implantes são geralmente inseridos no segmento anterior do rebordo maxilar e/ou mandibular, para reter as próteses, onde a densidade do osso é geralmente considerada adequada, sem estruturas que limitem a colocação dos implantes mais longos possíveis. Além disso, a densidade óssea favorável é normalmente encontrada para estabilizar adequadamente os implantes nestes segmentos, especialmente na mandíbula anterior. Assim, na maioria dos casos, a prótese pode ser estabilizada imediata ou precocemente sobre estes implantes, utilizando pilares esféricos e caixas metálicas. Para a carga imediata, devem ser feitos esforços para inserir os implantes mais longos possíveis e estabilizá-los no osso basal/ assoalho nasal para obter uma estabilidade inicial adequada. No entanto, se não for possível obter uma estabilidade adequada, o implante só deve ser colocado em carga após a sua osseointegração com o osso, dentro de 2 a 3 meses.[67]

AVALIAÇÃO DA ALTURA DOS TECIDOS MOLES:

Após um período de cicatrização adequado, os pilares de cicatrização podem ser removidos do implante e a altura do tecido mole acima da cabeça do implante pode ser medida com a ajuda de uma ferramenta de medição em incrementos de 1 mm, de 1 a 8 mm. Isto facilita a seleção de um pilar de implante com uma altura adequada para obter o perfil mais baixo possível, assegurando simultaneamente que a margem do tecido mole permanece igual ou ligeiramente abaixo do componente de encaixe do pilar.[68]

IMPRESSÃO PRIMÁRIA:

As impressões primárias para ISODs devem seguir os mesmos princípios que os das próteses convencionais.

IMPRESSÃO SECUNDÁRIA:

Esta impressão deve registar com precisão a posição de todos os implantes dentários; qualquer distorção neste registo resultará na incapacidade de assentar completamente a prótese. No caso dos encaixes de tipo perno, as impressões secundárias são normalmente realizadas com uma coifa de impressão em conjunto com o pilar definitivo assente e apertado nos implantes, enquanto que no caso dos sistemas de encaixe esplintado, a impressão secundária é normalmente realizada com coifas de impressão fixadas diretamente ao implante. Recomenda-se a realização de uma radiografia de base após a inserção do pilar do implante para avaliar o assentamento correto do pilar, bem como para registar o nível ósseo de base.

Procedimento protético para encaixes não aplainados: Durante este processo, é efectuada uma "recolha" das coifas de impressão do pilar correspondente. Trata-se de um método de consultório que permite a recolha passiva in vivo do encaixe; além disso, os encaixes são recolhidos sob compressão da mucosa, permitindo uma distribuição uniforme da carga durante a função. Os pilares são selecionados com uma altura gengival adequada, que é obtida medindo a distância vertical entre o colo do implante e o ponto mais alto do tecido mole circunferencialmente. Os pilares adequados são apertados com um torque de 25 Ncm e as caixas são colocadas sobre os pilares da prótese após a colocação de um espaçador para evitar o bloqueio do acrílico. A prótese dentária completa pré-fabricada é escavada no local dos pilares para a incorporação da caixa e é verificada intra-oralmente. A preparação da prótese resulta em duas janelas abertas lingualmente aos dentes anteriores da prótese mandibular. Os encaixes dos pilares são colocados para verificar e verificar o assentamento completo da prótese final e assegurar que não existem interferências, quer dos encaixes, quer dos encaixes. A resina acrílica de base de dentadura de cura automática é misturada e colocada no espaço do encaixe e a dentadura é colocada em posição. O paciente é levado a morder em oclusão cêntrica e o excesso de resina acrílica na superfície polida da prótese é removido. Após a secagem completa da resina acrílica, a prótese é removida e qualquer defeito no revestimento/pick-up é preenchido extra-oralmente utilizando o acrílico de cura automática.[69]

Procedimento protético para encaixes do tipo barra estriada: Fabrique matrizes de silicone ou de gesso para vestibular e lingual, incorporando os bordos incisais e as cúspides da configuração da prótese mandibular. Indexar as matrizes ao molde para um reposicionamento exato. Remova os dentes da prótese e fixe-os à matriz com cera pegajosa. Coloque as matrizes com os dentes de lado. A resina e a cera são utilizadas para fabricar o padrão de barra, permitindo o acesso ao tecido peri-implantar para a higiene oral.

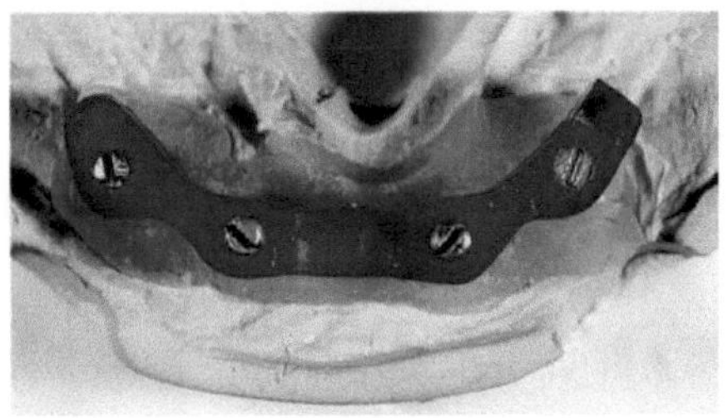

FIG 8: Padrão acrílico fabricado com resina acrílica autopolimerizável sobre cilindros de ouro e fixado no molde mestre com pinos-guia. O molde é montado numa mesa de inspeção e fresado com uma broca cónica de 2 graus.

A fresagem do padrão de acrílico está concluída e os encaixes da linha média e distal são fixados no lugar. A, padrão de plástico fresado; B, encaixe da bola; C, encaixe da barra de fricção; D, inserção fêmea de plástico para encaixe da barra de fricção

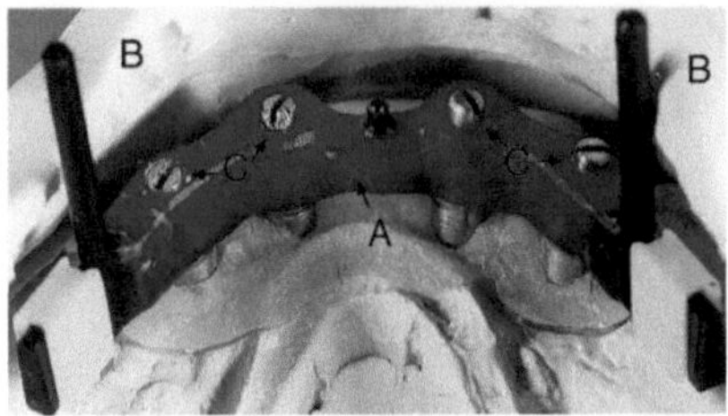

FIG 9: O espaço para a resina acrílica é verificado com os encaixes no sítio utilizando a matriz de silicone. A, padrão de plástico fresado; B, matriz de silicone; C, pino guia.

A barra é fundida numa liga nobre e assente num molde mestre. Em seguida, o conjunto é montado na mesa de controlo para afinar o cone. A barra refinada e polida assenta no molde mestre e é duplicada utilizando material de duplicação de silicone. O molde é depois vertido em pedra dentária

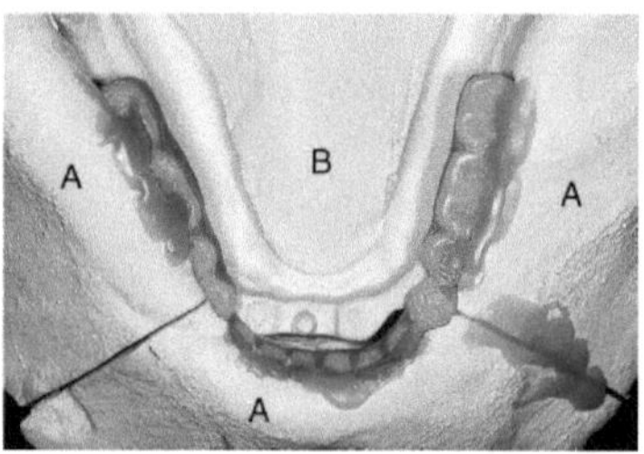

FIG 10: Matrizes de gesso colocadas no molde duplicado e dentes da prótese fixados com cera. A, matriz de gesso; B, molde duplicado.

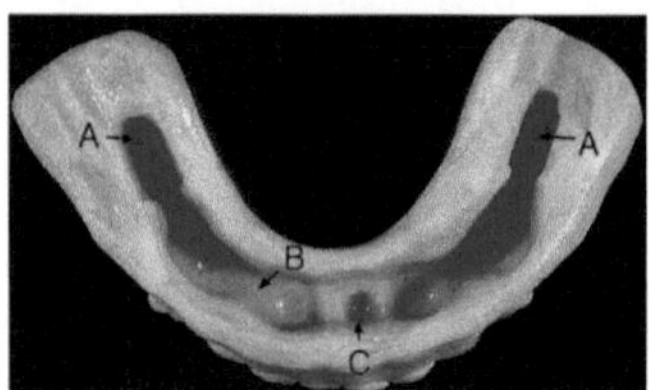

FIG 11: Superfície de entalhe da sobredentadura processada com espaços para componentes retentivos dos acessórios da linha média e da extensão distal. A superfície inferior da prótese reproduz a

conicidade de 2 graus da barra. A, espaço para o encaixe da barra de fricção; B, espaço para a barra; C, espaço para o encaixe da bola.
A barra é fixada sobre os pilares com parafusos de ouro e apertada de acordo com as recomendações do fabricante.

REGISTO OCLUSAL E ENSAIO COM CERA:

Idealmente, deve ser realizada numa placa de base acrílica termocurada com o encaixe retentivo do implante in situ, o que nos permite avaliar o encaixe da base da prótese definitiva, bem como a precisão e o encaixe dos encaixes retentivos dentro da base da prótese nos pilares do implante. O espaço protético para os encaixes dos implantes, bem como a prótese, pode ser avaliado nesta altura. Também deve ser efectuada uma prova em cera, à semelhança de uma prova em cera de uma prótese convencional.

INSERÇÃO:

A colocação de uma ISOD deve seguir os passos de rotina das próteses convencionais, incluindo a avaliação de erros de processamento e deformidades acrílicas. Muitos alojamentos de implantes são integrados na base da prótese utilizando inserções de processamento específicas. Estes podem ficar danificados durante as fases de processamento e acabamento da prótese. São efectuados ajustes para obter um ajuste satisfatório da prótese utilizando protocolos normais, tendo também em atenção a espessura do acrílico que permanece sobre os encaixes de fixação. Se a prótese for considerada satisfatória para entrega, os encaixes de processamento são removidos e substituídos. Os fabricantes fornecem normalmente uma gama de inserções com valores de retenção variáveis. As inserções menos retentivas são experimentadas primeiro, sendo que a retenção óptima da prótese representa um equilíbrio entre a retenção e a capacidade do doente para remover a prótese.

MANUTENÇÃO:

A manutenção da higiene oral é imperativa para a prevenção da doença peri-implantar. O controlo mecânico da placa bacteriana em torno de implantes de longa duração pode ser efectuado adequadamente com uma pequena cabeça de escova de dentes eléctrica, uma escova de tufos simples, uma escova interespacial ou uma combinação de auxiliares. As barras requerem a utilização adicional de fio dentário e escovas interespaciais entre os implantes para garantir um controlo adequado da placa bacteriana. A destreza do doente deve ser considerada desde o início e as medidas de higiene oral devem ser adaptadas a cada indivíduo. As próteses devem ser escovadas com uma escova de dentes ou uma escova própria para próteses, pelo menos uma vez por dia, para remover o biofilme de placa bacteriana. O controlo químico da placa bacteriana com um enxaguamento oral deve ser considerado uma medida de apoio para os indivíduos que não conseguem manter a higiene oral apenas com o controlo mecânico.[68]

COMPLICAÇÕES MECÂNICAS:

As complicações mais comuns no ISOD são a desativação/substituição do inserto, o afrouxamento do parafuso do pilar, o revestimento do

ISOD, a fratura dos dentes da prótese e a mucosite peri-implantar ou hiperplasia dos tecidos. As complicações menos frequentes incluíram uma fratura do parafuso do pilar, refazer o ISOD e uma fratura do ISOD.[24] Um estudo retrospetivo identificou que as razões mais comuns para os pacientes regressarem ao dentista sem terem planeado as suas próteses eram os ajustes da prótese, a retenção inadequada e o afrouxamento dos pilares do implante.[71]

OPÇÕES DE TRATAMENTO FIXO COM IMPLANTES DENTÁRIOS

No passado, a restauração funcional e estética de pacientes com perda de dentes foi sempre uma área de frustração e desafios para a indústria dentária. No entanto, com a utilização de implantes dentários, os pacientes podem agora ter uma recuperação clínica bem sucedida através da utilização de uma prótese fixa. Atualmente, os pacientes edêntulos dispõem de uma gama completa de opções de tratamento para restaurações fixas baseadas em implantes no maxilar superior e inferior.[66]

VANTAGENS DA PRÓTESE FIXA:

- As restaurações fixas proporcionam benefícios psicológicos em termos de função e sensação de semelhança com os dentes naturais, enquanto as restaurações de sobreposição, mesmo quando totalmente implantadas, continuam a ser restaurações amovíveis.

As próteses fixas são retentivas e podem manter-se no lugar durante os movimentos mandibulares, enquanto que as sobredentaduras e o movimento da prótese completa podem ocorrer internamente e, até certo ponto, durante a fala e as funções. A língua e os músculos periorais podem regressar a uma posição mais normal porque não estão habituados a limitar o movimento da prótese.[66]

- As próteses fixadas por implantes proporcionam a estabilidade ideal da prótese e os doentes podem reproduzir consistentemente a oclusão cêntrica, enquanto a prótese pode mover-se até 10 mm durante a função. Uma prótese suportada por implantes pode limitar o movimento lateral e direcionar mais forças longitudinais.[72]

- Foram registadas forças de mordida mais elevadas para próteses fixas suportadas por implantes. A força mastigatória máxima dos pacientes que usam próteses pode ser melhorada em 300% com próteses suportadas por implantes.

- A reabsorção óssea ocorre menos porque quando os implantes são colocados no maxilar anterior, a reabsorção óssea também é reduzida.[66] Um estudo clínico efectuado por Wright et al[73] avaliou a perda óssea mandibular em IOD (RP-5) em comparação com próteses fixas de implantes cantilever de implantes anteriores. O índice de perda óssea anual observado na sobredentadura RP-5 variou entre +0,02 e +0,05, com 14 dos 20 pacientes a registarem perda óssea na região posterior. Em contraste, o grupo de próteses fixas teve um intervalo de +0,07 a +0,015, com 18 dos 22 pacientes a ganharem área óssea posterior.

- As próteses fixadas por implantes reduzem a cobertura dos tecidos moles e a extensão da prótese. Isto é especialmente importante para utilizadores de próteses novas, doentes com toros ou exostoses, ou doentes com baixo limiar de engasgamento.

- Os planos de tratamento de próteses podem exigir até 15 mm de espaço entre a crista do osso e o plano oclusal. No entanto, com restaurações fixas, são necessários apenas 8 mm para restaurações de zircónia e 10 mm para restaurações de cerâmica fundida com metal. A cirurgia osteoplástica para aumentar o espaço em altura da coroa antes da colocação de implantes ou próteses fixas é frequentemente indicada quando existe altura e largura óssea abundantes.

- Uma prótese fixa sobre implantes é ideal para casos comprometidos, como os que sofrem de doenças auto-imunes.[66]

OPÇÕES DE TRATAMENTO COM IMPLANTES PARA RESTAURAÇÕES FIXAS COM BASE NO TIPO DE ARCOS EDÊNTULOS[66]

De acordo com a classificação de Misch-Judy, a mandíbula edêntula é dividida em três regiões: uma anterior e duas posteriores (Figura).

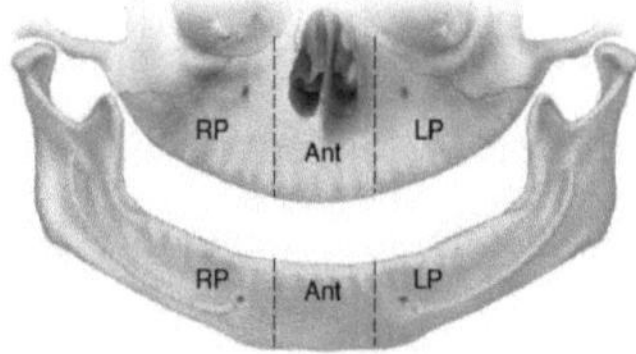

Pic Cutsey: *De Misch CE. Planos de tratamento para arcadas parcial e totalmente edêntulas em implantologia. Em: Misch CE, ed.* Dental Implants Prosthetics (Prótese de implantes dentários). *2ª ed. St. Louis, MO: Mosby; 2015.*

FIG 12 : CLASSIFICAÇÃO DE MISH E JUDY DOS DESDENTADOS

MANDIÁVEL: As secções posteriores direita e esquerda estendem-se desde o forame mental até à almofada retromolar, e a área anterior está localizada entre os forames mentais.

MAXILLA: As regiões posteriores direita e esquerda começam a partir da mesial do primeiro pré-molar, onde o seio maxilar geralmente determina a altura do osso disponível. A porção anterior inclui a área entre os primeiros pré-molares e é geralmente anterior ao seio maxilar.

Os ossos dos três segmentos são avaliados independentemente uns dos outros. Por conseguinte, pode haver uma, duas ou três divisões diferentes do osso.

TIPO 1: Estão presentes quatro categorias diferentes de arcadas edêntulas de Tipo 1:

- **Divisão A**:

Neste tipo, se houver osso abundante disponível nas três partes, podem ser colocados vários implantes, se necessário, para suportar a prótese final. Geralmente, podem ser utilizados cerca de 5 a 9 implantes no maxilar inferior e 6 a 10 implantes no maxilar superior para uma prótese fixa.

- **Divisão B**:

Esta divisão apresenta osso insuficiente nas três secções. É comum modificar a porção anterior da mandíbula através de osteoplastia tipo A e colocar um implante de tamanho ideal nesta área. No entanto, é menos comum ter altura suficiente na parte posterior da maxila ou da mandíbula para permitir a osteoplastia para melhorar a divisão. Por conseguinte, são frequentemente indicados vários implantes mais estreitos na mandíbula se os implantes posteriores forem inseridos sem enxerto. O aumento por espalhamento ósseo pode ser indicado no maxilar, se o doente desejar uma prótese fixa, especialmente quando se opõe a dentes naturais. Se os factores de tensão forem elevados, também pode ser necessário um aumento lateral nas regiões posteriores para aumentar o diâmetro do implante.

- **Divisão C**: 1. **Subdivisão C-w**:

Neste tipo de arcada edêntula, existe altura óssea disponível, mas não existe largura suficiente. Se o paciente desejar uma prótese removível suportada por implantes, a osteoplastia pode ser utilizada para converter o rebordo em C-h. Quando uma restauração permanente é efectuada conforme desejado, um enxerto onlay autógeno no arco C-w é normalmente fixado para restaurar o rebordo na área A antes da colocação do implante.

2. **Divisão C-h**:

Estas arcadas muitas vezes não têm todos os elementos necessários para próteses fixas implanto-suportadas previsíveis a longo prazo. Uma prótese removível suportada por implantes RP-4 ou RP-5 é frequentemente indicada para reduzir as forças mastigatórias. A prótese deve ser totalmente suportada por implantes (RP-4) para evitar uma maior perda óssea na região posterior da boca. O maxilar superior edêntulo é normalmente tratado com uma prótese removível convencional até que o maxilar inferior esteja completamente restaurado. Se a prótese necessitar de retenção ou estabilização adicional, pode ser utilizado HA para melhorar a pré-maxila. Isto dá forma ao rebordo e proporciona resistência à deslocação oclusal durante a atividade.

- **Divisão D**:

Este tipo de arcada edêntula é muito difícil para a colocação de implantes. Se o implante falhar num doente do Tipo 1, Grupo D, pode ocorrer uma fratura patológica ou uma condição quase irreversível. A melhor abordagem para este tipo de osso é corrigir a divisão com enxertos autólogos e, em seguida, reavaliar a melhoria e ajustar o plano de tratamento em conformidade.

As cristas do tipo 1-grupo D utilizam frequentemente enxertos autógenos da crista ilíaca. Após 6 meses, pode ser colocado um total de 5 a 9 implantes nas regiões anterior e posterior.

TIPO 2: Neste tipo, a secção posterior do osso é semelhante, mas diferente do segmento anterior. As arcadas mais comuns nesta categoria têm menos osso na região posterior, abaixo do seio maxilar ou acima do canal mandibular, do que na porção anterior. As cristas são classificadas com 2 letras de divisão a seguir ao Tipo 2, sendo o segmento anterior listado em primeiro lugar porque muitas vezes determina o plano de tratamento global.

- Tipo 2 subdivisões A e B:

Neste tipo de arcada, o segmento posterior pode ser tratado com implantes de diâmetro estreito, enquanto a parte anterior é suficiente para implantes radiculares de maior diâmetro para suportar a prótese. Além disso, sempre que possível, a divisão B posterior será convertida em divisão A. No caso da maxila, na região posterior, a propagação do osso e a forma da raiz, a divisão A deve ser levada em conta porque a maxila tem ossos mais macios, facilitando sua propagação.

- Subdivisões de tipo 2 A e C:

A mandíbula com a divisão A entre os forames e a subdivisão C distal ao forame mandibular é o arco Tipo 2, Divisão A, C. Esta condição é comum no maxilar inferior, porque a região posterior reabsorve 4 vezes mais rápido do que a região anterior. Existem 2 modalidades de tratamento principais que podem ser utilizadas para restaurar este tipo de crista:

1. Maxila: A arcada maxilar pode ser tratada com enxerto sinusal e implante endosteal se for necessário um suporte posterior adicional para

a prótese.

2. Mandíbula: A opção mais comum é utilizar a secção anterior apenas para implantes de forma radicular suportados por implantes. Uma vez que a densidade óssea da mandíbula é normalmente superior à da maxila e a força permanece direcionada dentro da forma de arcada, a mandíbula raramente necessita de suporte posterior adicional com enxertos ou implantes subperiosteais circunferenciais. No entanto, para pacientes com arcadas quadradas ou dinâmica mastigatória elevada, como dentes naturais opostos, o suporte posterior pode ser necessário para RP-4 ou restaurações fixas.

- Tipo 2 Divisão A, D:

A crista edêntula com perda óssea posterior grave e osso abundante na região anterior é pouco comum e ocorre mais frequentemente na maxila. Este tipo é tratado de forma semelhante aos pacientes com o tipo 2, divisões A, C do arco. Os enxertos sinusais e implantes endósteos na maxila ou apenas implantes anteriores com ou sem autoenxertos na mandíbula são geralmente a opção de tratamento selecionada.

- Tipo 2 Divisão B, C:

Existem 2 opções principais de tratamento:

1. O segmento anterior pode ser alterado para o segmento Divisão A por osteoplastia. Então, esses pacientes são tratados como tipo 2, divisão A, segmento C.

2. Se a crista da mandíbula não tiver altura suficiente mesmo após a osteoplastia, o segmento posterior pode ser melhorado através de

enxerto sinusal e tratamento de toda a arcada como tipo 1, divisão B ou tipo 2, divisão B, A. A mandíbula anterior pode ser alterada para divisão C através de osteoplastia, e o implante subperiosteal mandibular completo e a restauração RP-4 ou a forma de raiz anterior e a restauração RP-5 podem ser selecionados para pacientes mandibulares tipo 1, divisão C.

- **Tipo 2 Divisão B, D**:

O paciente apresenta atrofia avançada nos segmentos posteriores e largura e altura adequadas da crista na parte anterior, enquadrando-se nesta categoria. Esta condição é muito rara na mandíbula, mas por vezes pode ser observada na maxila. O tratamento é semelhante ao dos doentes com Tipo 2, Divisão B, C, tal como descrito anteriormente. A principal diferença é que o enxerto posterior é mais largo e requer meses adicionais para cicatrização antes da colocação do implante e da reconstrução da prótese.

- **TIPO 3**:

Neste tipo de arcada edêntula, a secção posterior da maxila e da mandíbula difere uma da outra. Observa-se mais frequentemente na maxila do que na mandíbula. Este tipo é dividido por 3 letras de divisão, seguindo o tipo 3. O primeiro na sequência é o volume ósseo anterior, o posterior direito seguido pelo segmento posterior esquerdo.

- **Tipo 3, Divisão A, B, C**: Neste tipo de forma de crista existe osso adequado no segmento posterior direito e o osso do outro lado é inadequado, mas os ossos anteriores são abundantes. Pode ser colocado um implante de diâmetro estreito no segmento posterior direito, bem como uma forma de raiz no segmento anterior, dependendo da indicação da prótese. Se for necessário um suporte protético adicional na região mandibular esquerda, na maioria dos casos, serão colocadas formas radiculares anteriores adicionais e esplintadas nos implantes posteriores e nos dentes posteriores ou cantilever em barra sem suporte de implante na região posterior ESQUERDA.

- **Tipo 3 subdivisões A, D, C**: O plano de tratamento é semelhante ao plano discutido no tipo 2, Divisão A, C. Os implantes com forma de raiz endóssea são colocados na secção anterior; se a prótese necessitar de suporte posterior adicional, são considerados enxertos, especialmente na maxila posterior.
- **Tipo 3, Divisão B, C**: O regime de tratamento é semelhante ao do subgrupo tipo 2

  B ou C
- **Tipo 3 Divisão C, A, D**: Neste caso, o volume ósseo não é suficiente na maxila anterior e o quadrante posterior requer enxerto sinusal. E se existir um volume ósseo adequado na região do canino com um fator de força favorável, pode ser fabricada uma prótese fixa de arcada completa após o enxerto sinusal e a colocação do implante na região posterior, contornando a pré-maxila.[66]

CLASSIFICAÇÃO PROTÉTICA DE ARCOS EDÊNTULOS PARA COLOCAÇÃO DE IMPLANTES

Com base nesta classificação, as arcadas edêntulas podem ser classificadas numa das 4 categorias (Tabela 1):

• **C1:** Pode ser planeado um número suficiente de implantes para permitir uma prótese fixa de primeiro molar para primeiro molar.
• **C2:** Pode ser planeado um número suficiente de implantes para permitir uma prótese fixa de primeiro molar a primeiro molar juntamente com um cantilever unilateral.
• **C3:** Pode ser planeado um número suficiente de implantes para permitir uma prótese fixa de arcada curta e são utilizados cantilevers bilateralmente.
• **C4:** Este é o tipo de arcada em que só pode ser planeada uma prótese removível. Na mandíbula, pode ser uma prótese implanto-suportada, mas não na maxila.[52]

OPÇÕES DE TRATAMENTO COM IMPLANTES PARA RESTAURAÇÕES FIXAS COM BASE NO NÚMERO DE IMPLANTES:[66]

Opção de tratamento 1, a abordagem Brånemark: Entre as opções fixas suportadas por implantes, a prótese que segue o protocolo de Brånemark demonstrou ter uma excelente longevidade e eficácia clínica. Este plano de tratamento clássico envolve quatro a seis implantes entre os forames mentais e cantilevers distais bilaterais para substituir os dentes posteriores mandibulares, normalmente até à região do primeiro molar.

A mandíbula não se flecte nem apresenta uma torção significativa entre os forames mentais. Por conseguinte, os implantes anteriores podem ser unidos sem risco ou compromisso. A colocação de quatro a seis formas radiculares anteriores entre os forames mentais e um cantilever distal posterior do implante mais distal para substituir os dentes posteriores foi o tratamento de eleição nos relatórios clínicos de 1967 a 1981 com o sistema Brånemark.[37] Esta abordagem de tratamento resultou numa taxa de sobrevivência do implante de 80% a 90% durante 5 a 12 anos após o primeiro ano de carga. Num estudo a longo prazo, de 18 a 23 anos, Attard e Zarb relataram uma taxa de sucesso de 84% utilizando esta opção de tratamento.

Opção de tratamento 2 Técnica de Brånemark modificada: Bidez e Misch avaliaram mandíbulas dentadas e edêntulas e desenvolveram um modelo tridimensional de tensão óssea de flexão e torção. Foram efectuados estudos para avaliar diferentes opções de implantes esplintados que não comprometessem a base protética. Como consequência, tornaram-se disponíveis várias opções de locais de implante. Uma ligeira variação do protocolo Brånemark moderno consiste em colocar implantes adicionais acima do forame mental, porque a mandíbula flecte distalmente ao forame.

Um implante acima de um ou ambos os forames apresenta várias vantagens:

- O número de implantes pode ser aumentado até sete, o que

aumenta a área de superfície do implante.

- O intervalo A-P para a colocação do implante é bastante aumentado. As posições mais distais do implante reduzirão as forças de alavanca de classe 1 geradas a partir da prótese cantilever distal.
- O comprimento do cantilever é reduzido drasticamente porque os implantes mais distais são posicionados pelo menos um dente mais posterior.

Um pré-requisito para a opção de tratamento 2 é a presença de osso disponível em altura e largura sobre um ou ambos os forames. O implante mais distal suporta a maior carga quando são colocadas cargas no cantilever; por conseguinte, as maiores forças são geradas nos implantes mais curtos. Recomenda-se uma altura mínima de implante de 8 mm e um diâmetro maior ou um desenho de área de superfície melhorada para compensar o comprimento reduzido do implante. As posições chave do implante na opção de tratamento 2 são as posições do segundo pré-molar, do canino e do incisivo central ou da linha média.

Opção de tratamento 3 Implantes anteriores e implante posterior unilateral:

A terceira opção de tratamento fixo é utilizada quando existe um osso inadequado sobre os forames e é necessário um suporte mais posterior.

O modelo de estirpe de Bidez e Misch de uma mandíbula edêntula indicou que os implantes numa secção posterior podem ser unidos a implantes anteriores sem compromisso. Misch avaliou próteses fixas de arcada completa em implantes com um segmento posterior ligado à região anterior ao longo de 20 anos e não encontrou complicações adicionais durante este período de tempo em comparação com as próteses com segmentos independentes. Por conseguinte, uma opção de plano de tratamento melhorada para suportar uma prótese mandibular fixa consiste em implantes adicionais na posição do primeiro molar ou do segundo pré-molar (ou ambos) ligados a quatro ou cinco implantes entre os forames mentais.

Assim, são normalmente colocados cinco a sete implantes nesta opção de tratamento. As principais posições dos implantes para a opção de tratamento 3 são o primeiro molar, as posições bilaterais do primeiro pré-molar e os locais bilaterais dos caninos. As posições secundárias dos implantes incluem a posição do segundo pré-molar do mesmo lado que o implante do molar e a posição do incisivo central. Esta abordagem é superior às opções de tratamento 1 ou 2 com cantilevers bilaterais porque:

- O spread A-P é 1,5 a 2 vezes maior porque, de um lado, o aspeto distal do último implante corresponde agora ao aspeto distal do primeiro molar.
- Podem ser utilizados mais implantes, se desejado.
- Apenas um cantilever está presente em vez de cantilevers bilaterais.

Opção de tratamento 4 Implantes anteriores e implantes posteriores bilaterais:

Esta opção é selecionada quando os factores de força são grandes ou a densidade óssea é fraca. A má qualidade óssea é mais frequentemente observada na parte posterior do maxilar, mas, por vezes, também é encontrada na mandíbula. Neste caso, os implantes são colocados nos três segmentos da mandíbula. As posições chave dos implantes para esta opção de tratamento incluem os dois primeiros molares, os dois primeiros pré-molares e os dois caninos. Podem ser adicionados implantes secundários nos segundos pré-molares ou na posição dos incisivos. Em termos protéticos, todos os implantes no lado anterior e num lado posterior podem ser unidos para uma prótese fixa.

O outro segmento posterior é restaurado de forma independente com uma prótese fixa independente de três unidades, suportada por implantes na região do primeiro pré-molar e do primeiro molar. Normalmente, são utilizados pelo menos seis implantes nesta opção, mas são mais frequentemente utilizados sete, pelo que o segmento mais pequeno tem três implantes. A principal vantagem desta opção de tratamento é o facto de haver uma eliminação total do cantilever, o que aumenta a sobrecarga oclusal. Outra vantagem é o facto de a prótese ter dois segmentos em vez de um. O segmento maior tem uma vantagem acrescida porque tem implantes em três a quatro planos horizontais diferentes. Como não existe cantilever, são aplicadas menos forças prejudiciais à prótese. Se a prótese necessitar de reparação, o segmento afetado pode ser removido mais facilmente porque apenas o segmento que necessita de reparação tem de ser removido. A prótese deve apresentar uma desoclusão posterior em excursões para limitar as cargas laterais, especialmente na prótese suportada por menos implantes. Uma modificação desta opção de tratamento consiste em fabricar três próteses independentes em vez de duas. A região anterior da mandíbula pode ter quatro a cinco implantes. Os implantes principais encontram-se nos dois primeiros molares, nos dois primeiros pré-molares e nas duas regiões dos caninos. As restaurações posteriores estendem-se do primeiro molar ao primeiro pré-molar, e uma restauração anterior substitui os seis dentes anteriores.

Opção de tratamento 5 Protocolo All-on-Four: Este protocolo foi desenvolvido para evitar procedimentos regenerativos. Foi desenvolvido por Malo e utiliza quatro implantes na parte anterior de um maxilar completamente desdentado para suportar uma prótese provisória, fixa e de carga imediata. Normalmente, os dois implantes mais anteriores são colocados axialmente, enquanto os dois implantes posteriores são colocados num ângulo para aumentar a expansão A-P e diminuir o comprimento do cantilever.

Foi demonstrado que os implantes inclinados geram resultados biomecânicos favoráveis e, numa meta-análise, não houve diferença significativa na taxa de insucesso em comparação com os implantes colocados axialmente ou na perda óssea marginal. Os implantes inclinados oferecem várias vantagens, que incluem a utilização de implantes mais longos, a redução ou eliminação do comprimento do cantilever e a prevenção de estruturas vitais, como o canal alveolar inferior. Este procedimento tornou-se popular entre os clínicos e os pacientes devido à redução dos custos e da duração do tratamento.

APLAINAMENTO DE TRATAMENTO:

Os clínicos não devem proceder à restauração fixa até que todos os critérios de diagnóstico tenham sido avaliados. Estes critérios devem incluir a qualidade e quantidade de osso disponível para suportar o implante, a linha do lábio e os requisitos estéticos.

- Apoio do rosto e dos lábios:

A melhor ferramenta de diagnóstico para analisar estes critérios é a prótese maxilar existente do doente. Os clínicos podem avaliar a prótese do doente para identificar problemas estéticos, de fala e funcionais para melhorar a nova restauração. Deve ser feita uma avaliação do apoio facial do doente com e sem a prótese, com o doente virado para a frente, e de perfil, para determinar qual o tipo de prótese mais adequado. A posição dos dentes anteriores é frequentemente anterior à crista alveolar. Por conseguinte, dependendo da taxa e da gravidade da perda óssea, pode haver uma discrepância entre a posição ideal dos dentes e a crista.

- Linha do sorriso e comprimento dos lábios:

Ao sorrir, é avaliado o movimento do lábio superior. Os pacientes devem ser convidados a sorrir com e sem a prótese. Se o rebordo alveolar estiver exposto ao sorrir, a estética pode ser muito difícil porque a junção entre a restauração e o complexo gengival será claramente visível. O suporte labial tem de ser avaliado porque afecta a posição dos dentes anteriores superiores. Em pacientes com lábio superior curto, os dentes anteriores superiores estarão expostos em repouso; em pacientes com lábio superior longo, os dentes anteriores estarão frequentemente cobertos. Um lábio superior comprido é mais favorável para o dentista efetuar o tratamento de restauração.

- Espessura da mucosa:

A qualidade da mucosa pode ser avaliada por palpação, sondagem ou radiografia. Em pacientes edêntulos, as papilas interdentárias estão muitas vezes ausentes devido à ausência de osso interseptal e de remodelação óssea. E quando as papilas estão perdidas, a sua regeneração é muito difícil. Por isso, o paciente deve ser informado antecipadamente de que é pouco provável que as estruturas papilares existentes sejam recuperadas antes da extração do dente. A ilusão de papilas só pode ser criada através da manipulação dos tecidos moles utilizando pônticos ovais. Isto também pode ser conseguido através da utilização de cerâmica de cor gengival nos casos em que os implantes estão numa posição incorrecta. A mucosa espessa é mais fácil de moldar para o trigono inter-implantes do que a mucosa fina, porque a mucosa espessa ajuda a ocultar as margens do pilar e facilita a emergência correta da coroa clínica.

- Qualidade e quantidade dos ossos:

A avaliação do osso maxilar é muito importante porque este é um dos locais mais difíceis de colocar implantes com êxito. As tomografias computorizadas e os tomogramas mostram a estrutura tridimensional dos ossos e fornecem ao cirurgião uma imagem exacta da disponibilidade e localização do osso. Para tirar o máximo partido de um exame deste tipo, recomenda-se vivamente a utilização de um modelo radiográfico. Os pinos de titânio ou os marcadores de guta-percha devem ser embutidos na réplica de resina acrílica da configuração de diagnóstico.

Os marcadores são orientados perpendicularmente ao plano oclusal e devem terminar apicalmente à altura da margem da coroa clínica prevista. Quando os pacientes são edêntulos há muito tempo, a pneumatização dos seios maxilares torna a colocação do implante muito difícil. Os procedimentos de elevação do seio maxilar são frequentemente efectuados para criar volume ósseo suficiente para uma colocação previsível do implante. Mas estes procedimentos de aumento podem, por vezes, ser traumáticos e requerem opções alternativas, como a utilização de locais anatómicos existentes para reduzir a morbilidade e invadir minimamente as estruturas existentes. Os implantes zigomáticos podem ser colocados para envolver o osso zigomático inferolateral ao rebordo orbital e proporcionar ancoragem.

- Espaço inter-arcas:

É medido desde a crista do osso até à posição proposta para o bordo incisal. O CHS ideal para próteses de implantes fixos deve situar-se entre 8 e 12 mm. Um método eficaz para avaliar o espaço interarcos em pacientes com arcadas maxilares edêntulas é criar um molde de diagnóstico. Foi efectuado um registo do arco facial com a prótese do doente in situ. O lubrificante é aplicado na pia da prótese do paciente e esta é depois fixada na parte superior da articulação. Desta forma, dispomos agora de uma réplica da região maxilar protética do paciente. É efectuada uma impressão de uma arcada oposta. O registo oclusal é efectuado entre a arcada mandibular e a prótese oposta, após o que o modelo mandibular é inserido.[75] Além disso, para determinar o espaço interarcos, deve ser abordada a dimensão vertical global da oclusão (VDO). As técnicas de avaliação da DVO são:

1. Utilização da distância interoclusal em repouso e de técnicas baseadas na fala que utilizam sons sibilantes.
2. Utilização da distância interoclusal (espaço livre), que pressupõe que o paciente relaxa a mandíbula na mesma posição de repouso fisiológico constante, após o que o profissional subtrai 3 mm da medição para determinar a DVO. Este método é um pouco controverso porque a quantidade de espaço livre é altamente variável no mesmo doente, dependendo de vários factores, incluindo a postura da cabeça, o estado emocional, a presença ou ausência de dentes, a parafunção e a hora do registo.
3. A DVO baseada na medição facial pode ser efectuada sem a ajuda adicional de radiografia ou outros testes. Para o efeito, mede-se a distância horizontal entre as pupilas, a distância horizontal entre o canto externo de um olho e o canto interno do outro olho, o dobro do comprimento horizontal de um olho, o dobro da distância horizontal entre o canto interno de um olho e o canto interno do outro olho e a distância horizontal entre o canto externo do olho e a orelha. Fazendo a média destas

medições, a DVO existente pode ser comparada para dar uma impressão clínica da precisão com esta abordagem objetiva.

4. Os métodos radiográficos incluem a radiografia e o traçado cefalométrico, sendo observado um excesso ou uma deficiência grosseira dos maxilares. Estas condições podem ser causadas por excesso vertical da maxila, deficiência vertical da maxila, excesso vertical da mandíbula (queixo longo), deficiência vertical da mandíbula (queixo curto), apertognatia e/ou situações de classe II divisão II (mordida profunda).

TUDO EM QUATRO PROTOCOLOS

O conceito "All-on-4" é uma combinação de quatro implantes, dois implantes rectos colocados anteriormente e dois implantes angulados colocados posteriormente na pré-maxila ou na mandíbula anterior, com base no princípio de fornecer suporte suficiente para manter uma prótese fixa de arcada completa. O ceticismo em relação a este desenho levou muitos clínicos a evitar este procedimento[76] .

A EVOLUÇÃO DO CONCEITO "ALL-ON-4" E A BIOMECÂNICA[76]

A técnica "All-on-4" evoluiu a partir do trabalho original de Branemark e colegas[76] em 1977, através do qual utilizaram 4 a 6 implantes verticais colocados no segmento anterior da maxila edêntula e mandíbula em cantilever para acomodar uma prótese fixa de arcada completa. Embora haja um bom sucesso no seu estudo de 10 anos (78,3%-80,3% para a maxila e 88,4%-93,2% para a mandíbula), o cantilever continua a ser demasiado longo e problemático, tendo de se estender e proporcionar uma dentição posterior adequada. O enxerto ósseo posterior, o aumento do seio ou do rebordo para maxilares atróficos, antes da colocação de implantes, podem ser uma alternativa; no entanto, as cirurgias adicionais, o custo, a duração prolongada do tratamento e as comorbilidades impediram que outros se tornassem inovadores para contornar estes procedimentos e problemas. A lateralização do nervo alveolar inferior foi experimentada com uma taxa extremamente elevada de parestesia, levando muitos clínicos a abandonar esta cirurgia.

Para melhorar a posição do implante e diminuir o comprimento do cantilever, foi estudado o conceito de implantes distais angulados. A angulação dos implantes distais proporciona inúmeras vantagens biomecânicas e clínicas para restaurações fixas com técnicas menos invasivas quando comparadas com procedimentos enxertados com implantes axiais tradicionais.

Vantagens biomecânicas da conceção "All-on-4

1. Os implantes seguem uma estrutura óssea densa
2. Os implantes mais compridos podem ser colocados inclinando-os posteriormente
3. A inclinação melhora a dispersão A-P dos implantes
4. A propagação A-P melhora a distribuição da carga da prótese
5. Encurtar o cantilever (máximo de 7 mm para a maxila e 1,5-2,0 _ A-P spread para a mandíbula)
reduz a fratura/instabilidade da prótese e a estabilidade da altura óssea marginal
6. A altura óssea marginal dos implantes é mantida com uma prótese rígida
7. Os implantes inclinados têm uma taxa de sucesso semelhante à dos implantes tradicionais quando unidos por splints

Prateleira All-on-4: Maxila:

O All-on-4 Shelf: Maxilla pode ser uma opção de tratamento para casos de reabsorção maxilar ligeira, moderada e grave. Em 2010, Jensen e colegas descreveram uma variação da técnica "All-on-4" denominada All-on-4 Shelf: Maxila, através da qual a topografia do alvéolo é recriada por redução óssea, permitindo que os implantes sejam colocados estrategicamente dentro da pré-maxila numa configuração em "M" quando vista do aspeto frontal. A redução do osso fino da crista ajuda a revelar o osso basal mais espesso. Além disso, permite a distância interoclusal adequada de 22 mm necessária para a prótese final. Os implantes anteriores e posteriores convergem apicalmente numa angulação de 30 graus, utilizando o osso nativo para uma ancoragem máxima. O local posterior "ponto S" denota o ponto mais anterior da parede anterior do seio maxilar, e o "ponto M" denota o osso máximo disponível no rebordo piriforme, imediatamente acima do pavimento nasal.[76]

Prateleira All-on-4: Mandíbula[79] :

Neste caso, é utilizada a redução óssea em vez do aumento ósseo para reabilitar a arcada edêntula. É necessária uma crista alveolar plana e um espaço interarcos adequado, com um mínimo de 20 mm, para a arcada mandibular. A configuração do implante é idêntica ao desenho "All-on-4" de Malo, com 2 excepções no que diz respeito aos implantes posteriores. Em primeiro lugar, o rácio 1:1 representa a altura óssea disponível do osso alveolar ao nervo mentoniano (ponto N) e o número de milímetros de distância ganhos ao inclinar o implante posterior num ângulo de 30 graus de milímetros de distância ganhos ao inclinar o implante posterior num ângulo de 30 graus[76] .

O segundo ponto-chave é o facto de o implante posterior poder ser posicionado atrás do forame mental quando existe osso suficiente, acima do nervo alveolar inferior através de uma forma transalveolar de vestibular para lingual, com envolvimento do córtex lingual para uma melhor propagação A-P.

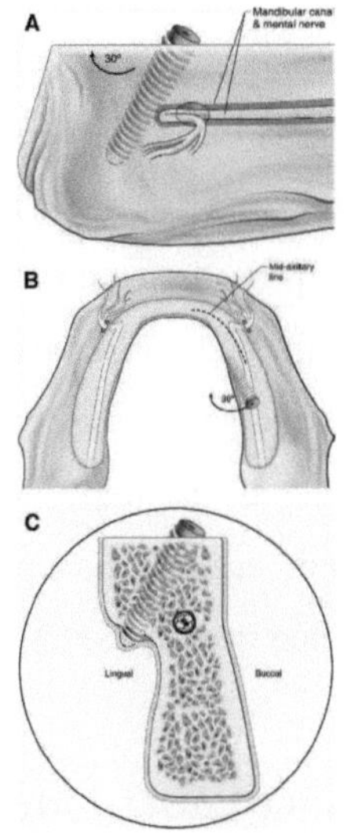

Pic Cutsey: Jensen OT, Adams MW, Cottam JR, Parel SM, Phillips III WR. A prateleira tudo em 4: Mandíbula. Jornal de Cirurgia Oral e Maxilofacial. 2011 Jan 1;69(1):175-81.

FIG. 13: *A*, Ocasionalmente, quando o capataz mental está bem avançado na arcada e existe uma altura adequada de osso sobre o nervo, os implantes podem ser colocados transalveolarmente, de vestibular para lingual. *B*, Esta técnica permite a colocação de implantes sem manipulação do nervo. *C*, O implante é colocado num ângulo de 30° a partir do eixo do alvéolo, com um ângulo de 30° de alargamento, envolvendo a placa lingual quando vista oclusalmente.

Técnica trans-sinusal All-on-4:

Foi aplicada uma técnica alternativa à abordagem cirúrgica dos implantes zigomáticos, utilizando uma combinação de enxerto do pavimento sinusal (proteína morfogénica óssea (BMP)-2) com colocação simultânea de implantes trans-sinusais e função imediata. A indicação para este tipo de procedimento é para pacientes com maxila atrófica, pós-All-on-4 Shelf: Redução óssea horizontal da maxila ou seio pneumatizado que atravessa a região do canino, lateral e por vezes do incisivo central. Estes implantes são colocados numa configuração em "M" com encaixe no "ponto M", onde o bordo piriforme tem um osso de boa qualidade.

CRITÉRIOS DE INCLUSÃO PARA O "ALL ON FOUR"

1. Ausência de hábitos parafuncionais graves
2. Abertura normal da boca (40 mm)
3. Maxila edêntula com uma largura óssea mínima de 5 mm e uma altura óssea mínima de 10 mm na pré-maxila
4. Mandíbula desdentada com uma largura óssea mínima de 5 mm e uma altura óssea mínima de 8 mm na região intraforame
5. Comprimento mínimo do implante de 10 mm para o maxilar
6. Inclinar o implante a 45_ no máximo para reduzir o cantilever

7. Se a angulação for igual ou superior a 30_, é necessário imobilizar os implantes inclinados

8. Para implantes com inclinação posterior, planear o orifício de acesso ao parafuso distal para ser localizado na superfície oclusal do primeiro molar, segundo pré-molar ou primeiro pré-molar.

9. Pode acomodar 10 a 12 dentes como uma prótese fixa com um máximo de 1 a 2 dentes em cantilever na prótese final

10. Se estiverem previstas extracções, limpar bem os locais e colocar os implantes entre os locais de extração

EXAME DO PACIENTE:

O exame "all-on-4" inclui avaliações radiográficas, avaliações clínicas e análises laboratoriais de modelos montados com próteses transparentes duplicadas para detetar defeitos nos tecidos duros e moles (defeitos de compósito).

1. Avaliação clínica:

- Ao planear uma extração de boca inteira, um dos aspectos mais importantes a verificar é a dimensão vertical de oclusão (VDO), que pode ser verificada utilizando a dentição natural do paciente ou a sua prótese atual. Antes de uma carga imediata, pode ser feita uma prótese provisória pelo técnico de laboratório ou utilizando a tecnologia de desenho assistido por computador (CAD) e fabrico assistido por computador (CAM) com a VDO correta. É aconselhável que os pacientes edêntulos que ainda não tenham um conjunto de próteses obtenham um novo conjunto antes de iniciar a cirurgia "All-on-4" para uma técnica de conversão protética imediata.

- O defeito do compósito é outra consideração crucial. Avalia a quantidade de perda de tecido duro e mole no alvéolo propriamente dito, incluindo os dentes.

- A determinação da linha do sorriso é outro exame clínico crucial. Uma combinação de gengiva artificial e natural resultará numa transição inestética e num resultado indesejável. No caso de próteses híbridas fixas, pode ser necessária uma redução óssea pré-protética para lidar com esta condição. O rebordo do alvéolo pode ser mascarado em pacientes que optem por não efetuar uma redução óssea, utilizando uma prótese fixa removível, como a ponte Marius.

- É importante avaliar o suporte labial correto e prever a posição futura dos dentes A-P maxilares.

- Para permitir que as eventuais ligações do implante e da prótese surjam ao mesmo nível, é necessário um rebordo alveolar plano.

- Deve ser avaliada uma orientação canina e protrusiva adequada para uma oclusão cêntrica correta.

2. Avaliação radiográfica:

- A maioria dos clínicos continua a utilizar extensivamente a radiografia panorâmica para o planeamento de implantes. Permite examinar estruturas anatómicas pertinentes, tais como a parede anterior do seio maxilar, o pavimento nasal, a quantidade de osso na pré-maxila e na mandíbula anterior, o nervo alveolar inferior, o forame mental, o nervo e a sua ansa. No entanto, só podia mostrar o comprimento e o espaçamento dos implantes previstos, limitando assim a sua utilidade.

- Desde o início dos anos 90, a tomografia computorizada (TC) de feixe cónico está disponível comercialmente, permitindo aos médicos visualizar a maxila e a mandíbula em três dimensões (altura, largura e volume). Além disso, apresenta a qualidade óssea medida em unidades Hounsfield (HU). Menos de 100 HU de qualidade óssea indica osso pobre e conduzirá a taxas de insucesso mais elevadas. O planeamento virtual de implantes pode ser efectuado utilizando uma "abordagem orientada para a prótese". A prótese, o pilar e o implante podem ser concebidos para garantir a emergência correta do implante na interface protética.

Além disso, estes implantes de suporte ósseo estão disponíveis em várias vistas (ou seja, axial e sagital). O técnico de laboratório pode utilizar esta informação para fabricar guias cirúrgicos em casos de cirurgia guiada.

3. Instalação de laboratórios:

Depois de completar as avaliações acima, deve ser montado num articulador um enceramento da prótese em VDO adequado. Para avaliar melhor o defeito do compósito, a prótese do doente deve ser duplicada num duplicador Lang com resina transparente. Esta prótese transparente deve ser reposicionada na boca do doente ou no molde e a extensão da perda de tecido duro e mole deve ser determinada. A quantidade de perda de tecido permitiria ao clínico de restauração selecionar o tipo de prótese a restaurar.

Se apenas estiver presente um defeito dentário, está indicada a restauração padrão de ceramo-metal. Existem 2 opções básicas que os clínicos podem oferecer aos pacientes quando são identificadas deficiências nos tecidos duros e moles: 1) A prótese fixa híbrida seria adequada quando a linha de transição não é visível durante a linha de sorriso alta, enquanto que 2) a prótese fixa removível (Ponte de Marius) seria boa para cristas visíveis durante a avaliação da linha de sorriso alta, porque o rebordo pode estender-se para o vestíbulo e mascarar a linha de transição.[76]

CONVERSÃO DE PRÓTESE PROVISÓRIA COM PRÓTESE IMEDIATA MANDIBULAR EXISTENTE PARA CARGA IMEDIATA

- Confirmar o binário do implante para mais de 35 Ncm
- Registo de mordidas.

- Colocar pilares multiunit de 30 ou 17 graus nos locais posteriores e colocar pilares multiunit de 0 ou 17 graus nos locais anteriores, de modo a que surjam na direção da superfície oclusal da prótese.
- Confirme o assentamento com uma radiografia e, em seguida, aperte os pilares posteriores com 15 Ncm e os pilares anteriores com 30 Ncm.
- Colocar uma capa protetora de cicatrização nestes pilares e suturar o

local da cirurgia com suturas reabsorvíveis (ou seja, fio crómico 3-0 ou 4-0).

- Indexar a prótese com material de moldagem (ou seja, polivinilsiloxano [PVS])
- Criar um espaço adequado com uma broca de acrílico na prótese onde o índice

estão presentes marcas.

- Retirar a tampa protetora de cicatrização e colocar a [illegible] temporária

(multiunidades) sobre os pilares multiunidades.

- É necessário um espaço livre adequado para a cobertura temporária (multiunidades)

e dentadura

- Verificar novamente a oclusão para coincidir antes de cimentar com acrílico

- Colocar a coifa temporária (multiunidades) com material acrílico
- Colar a superfície de suporte de tecido da prótese à coifa provisória (multiunidades) com acrílico.
- Reduzir o excesso de coifa provisória (multiunidades) até ao nível da prótese.
- A prótese provisória é inserida com parafusos de prótese a 15 Ncm
- Vedar o orifício de acesso.
- Oclusão de função de grupo bilateral com cantilever de um dente máximo.
- Recomenda-se uma dieta suave.

Em alternativa, se não estiver disponível um provisório após a conclusão do procedimento cirúrgico, os retalhos mucoperiosteais são suturados e os pilares multiunit são colocados e apertados com as mesmas especificações. De seguida, coloque a moldeira fechada das coifas de impressão nos pilares multiunit e faça uma impressão utilizando poliéter ou material PVS. O molde é removido, inspeccionado e enviado para o laboratório de prótese dentária para o modelo de tecido mole e o fabrico da prótese provisória. São colocadas tampas protectoras de cicatrização sobre os pilares multiunidades enquanto a prótese provisória está a ser fabricada. É colocada uma prótese acrílica provisória de arcada completa e fixada com parafusos protésicos com um torque de 15 Ncm; isto é concluído 2 a 3 horas após a cirurgia.

OPÇÕES DE PRÓTESES DEFINITIVAS: "ALL-ON-4":

O fabrico da prótese definitiva pode começar após 4 a 6 meses de cicatrização. A prótese provisória é removida e a estabilidade do implante e o torque do pilar têm de ser reconfirmados para serem equivalentes às especificações de função imediata.

A prótese provisória é recolocada na boca do paciente e é efectuado o registo da mordida, após o que a prótese provisória é removida e são colocados análogos laboratoriais de várias unidades na prótese e montados contra um contra-modelo num articulador.

É efectuado um índice de massa na prótese que fornece informações ao técnico de laboratório sobre o comprimento da futura estrutura de padrão de resina enviada para o laboratório para uma configuração. Esta relação entre os tecidos moles e a superfície de suporte dos tecidos da futura prótese é determinada para que possa ser fabricada uma adaptação íntima a partir deste índice. É efectuada uma prova em cera com a estrutura e a prótese definitiva é colocada na boca do paciente.

A PRÓTESE DE MALO:

Em espaços com altura de coroa excessiva, o principal fator de risco são as complicações mecânicas das reabilitações implanto-suportadas, como o afrouxamento de parafusos ou fracturas de porcelana. Assim, nestas situações, a ponte de Malo com pilar personalizado é o melhor tratamento de eleição. A grande vantagem deste tipo de prótese é que é possível remover e reparar a porcelana fracturada da coroa individual sem remover toda a estrutura. Além disso, o selamento do componente gengival assemelha-se à estética do sulco gengival anatómico e permite a remoção do excesso de cimento sem prejudicar a estética rosa.[82]

Após a colocação dos implantes e a cirurgia da segunda fase, os pilares de cicatrização são removidos. É utilizada a técnica de moldagem de moldeira aberta para a moldagem e as coifas são fixadas. As coifas de impressão são então incorporadas na impressão. O molde principal é fabricado, as bases de registo e os aros oclusais são fabricados e a transferência do arco facial é efectuada e transferida para o articulador Hanau wide viu. A articulação é efectuada e os pilares são fixados e esplintados com fio dental para manter o paralelismo com a aplicação da resina padrão. A prova do gabarito preparado é efectuada para avaliar o paralelismo intra-oralmente. Os registos são enviados para o laboratório para o fabrico de uma estrutura metálica que é posteriormente avaliada intra-oralmente.

Após a verificação, a estrutura é novamente enviada para o laboratório para a construção de porcelana sobre a estrutura metálica. Em seguida, a relação maxilo-mandibular é avaliada com a estrutura de porcelana fundida em metal (PFM), juntamente com o enceramento adequado para construir os rebordos no lado labial para suporte labial e estética, após o que se segue o procedimento laboratorial convencional para o fabrico da prótese.[83]

MATERIAIS UTILIZADOS PARA ESTRUTURAS EM PRÓTESES DE IMPLANTES FIXAS DE ARCO COMPLETO

As estruturas servem de base para a retenção de próteses de implantes fixos a longo prazo. Podem ser concebidas de uma das duas formas seguintes:

1. As estruturas metálicas constituíam a maior parte das próteses e os dentes artificiais e as bases de dentaduras mínimas eram os únicos componentes não metálicos.
2. Próteses fixas sobre implantes que consistem maioritariamente em bases de dentaduras de resina acrílica (design envolvente) e dentes artificiais, com estruturas metálicas de tamanho mínimo. Os diferentes materiais utilizados para o fabrico destas estruturas são:

- **Ligas de metais comuns fundidos:** A maioria das ligas de metais comuns baseia-se em combinações de níquel e crómio, embora também sejam utilizadas ligas à base de cobalto/crómio e ferro. A resistência à corrosão das ligas de metais comuns depende de outras propriedades químicas. Após a fundição, uma fina camada de óxido de crómio fornece uma película impermeável que passiva a superfície da liga. A camada é tão fina que não embota a superfície da liga. Estas ligas diferem significativamente das ligas nobres, uma vez que possuem uma dureza significativa, elevados limites de elasticidade e elevados módulos elásticos. O alongamento é equivalente ao das ligas de ouro, mas é contrabalançado pelo elevado limite de elasticidade.

- **Estruturas de titânio:** O Ti e as ligas de Ti são bem adequados para utilização em medicina dentária clínica porque têm uma excelente resistência à corrosão, baixa gravidade específica e excelente biocompatibilidade, são baratos e possuem propriedades mecânicas semelhantes às ligas de ouro fundido. O Ti e as suas ligas são difíceis de fundir devido aos seus elevados pontos de fusão, baixa densidade e reatividade com os elementos nos investimentos de fundição.
- **Estruturas de zircónio:** Existem três tipos principais de zircónia utilizados na medicina dentária clínica: totalmente sinterizada ou prensagem isostática a quente (HIP); zircónia parcialmente sinterizada; e zircónia não sinterizada ou "estado verde". Os dois últimos tipos são mais macios do que a zircónia HIP e mais económicos para fresar. Após a moagem, as estruturas de zircónia são sinterizadas em fornos a 1350 a 1500°C onde as formas finais, forças e propriedades físicas são alcançadas. As estruturas de zircónia parcialmente sinterizadas são moídas 20% a 25% maiores do que as estruturas reais para permitir a contração durante o processo de sinterização.[84]

- **ESTRUTURAS DE PEEK:** As estruturas PEEK têm peso reduzido e maior elasticidade do que as estruturas de zircónia, o que poderia reduzir o risco de complicações mecânicas, mas esta solução tem um custo mais elevado em comparação com as restaurações metalo-cerâmicas ou metalo-acrílicas convencionais. Devido ao seu baixo módulo de elasticidade, o PEEK proporciona um efeito de amortecimento das forças oclusais. Quando uma estrutura elástica deste tipo é combinada com materiais com baixo módulo de elasticidade, tais como facetas pré-fabricadas de poli (metacrilato de metilo) (PMMA) ou resina composta para facetas, reduzirá ainda mais as forças oclusais sobre a restauração e a dentição oposta. Por conseguinte, a utilização de PEEK pode ser vantajosa para IFDPs onde a propriocepção é reduzida pela ausência de ligamentos periodontais e elimina complicações mecânicas, tais como fracturas de facetas e estalidos durante a função.[85]

COMPLICAÇÕES:

As complicações pré-operatórias comuns incluem hemorragia, inchaço, nódoas negras, dor e possível parestesia transitória. A retração do retalho/nervo e o inchaço pós-operatório podem ser atribuídos à parestesia, cuja resolução demora normalmente semanas a meses. Durante a instalação do implante com implantes de plataforma estreita (3,5 mm), foi comunicada uma fratura ao nível da plataforma quando o binário excede os 45 Ncm.

As complicações dos implantes podem ainda ser classificadas como biológicas ou técnicas após o período pós-operatório inicial. As complicações biológicas mais comuns ocorrem devido a uma má higiene oral, levando a mucosite peri-implantar e peri-implantite. A manutenção rigorosa de um recall, 6 meses nos primeiros 2 anos e anualmente nos anos seguintes, deve intercetar estes problemas com uma higiene adequada e enxaguamentos antimicrobianos orais.

Quanto à parte técnica, a fratura da faceta na prótese definitiva é a mais comum, com 23,2%,37 seguida do descolamento de um dente de uma prótese provisória, com 10,5%, e, por último, a fratura da estrutura metálica na prótese definitiva, com 7%. A maioria das complicações protéticas são reparáveis.[76]

ABORDAGENS "TUDO EM 6

A técnica All-on-4™ é uma abordagem muito bem sucedida que está a ser seguida por muitos clínicos e que ganhou grande popularidade entre os implantodontistas, bem como entre os pacientes. No entanto, a desvantagem desta abordagem é que apenas um número limitado de dentes (10-12 unidades) pode ser fixado sobre estes quatro implantes. Além disso, se houver uma falha num implante, todo o procedimento volta à fase inicial.

Assim, para evitar estas complicações e satisfazer o desejo do paciente de uma prótese de 14 unidades, podem ser inseridos mais dois implantes posteriores à parede posterior do seio na tuberosidade maxilar e inclinados anteriormente a 45° para minimizar o comprimento da estrutura da ponte não suportada entre dois implantes distais. A maxila posterior severamente reabsorvida com um grande volume de expansão posterior do seio maxilar não deixa frequentemente volume ósseo suficiente na região da tuberosidade para colocar um implante de tamanho adequado. Nestes casos, o implante é inserido na tuberosidade com o ápice do implante na junção do processo piramidal do osso palatino e do processo pterigoide do osso esfenoidal. O implante colocado envolveria então os três segmentos ósseos que constituem esta região. A colocação do implante na tuberosidade, com o seu ápice a envolver o processo pterigoide medial do osso esfenoide, é a opção mais preferida, porque permite o envolvimento multicortical do implante para obter uma estabilidade inicial adequada para o implante. Para realizar o procedimento na mandíbula, os dois implantes rectos devem ser inseridos normalmente no primeiro ou segundo molar, mas se a altura inadequada do rebordo acima do canal mandibular não permitir a colocação de implantes na região molar, então o implante curto e largo pode ser inserido no ângulo da mandíbula (na área da prateleira vestibular) inclinado anteriormente a 30-45°.[85]

Procedimento cirúrgico: [50]

1. Os retalhos mucoperiostais são elevados para expor a crista óssea, bem como a parede facial da crista.
2. É preparada uma pequena abertura na parede lateral do seio direito com uma broca de carboneto redondo.
3. É preparada uma osteotomia com uma broca piloto de 2,0 mm na linha média e a guia é colocada. As osteotomias são preparadas para os implantes posteriores com um ângulo de 45°.
4. Os implantes posteriores são instalados a 45° e imediatamente anteriores à parede anterior do seio e dois implantes são colocados nas posições anteriores.
5. A parede posterior do seio direito é explorada através da preparação de outra pequena abertura através da parede lateral e a osteotomia é preparada utilizando uma broca piloto a 45°, imediatamente posterior à parede posterior do seio.
6. O implante que está inclinado a 45° é instalado e é efectuada uma radiografia final após a colocação de todos os implantes.
7. Os pilares multiunit são colocados no topo dos 6 implantes.
8. Os suportes do pilar são removidos e os parafusos do pilar são

apertados com uma chave dinamométrica.

9. Os cilindros provisórios de titânio são aparafusados no topo dos pilares multiunidades com o parafuso de ligação e o retalho é suturado.

10. Todos os pilares são esplintados com um fio de aço inoxidável, que é reforçado com resina padrão.

11. O acrílico autopolimerizável é misturado e colocado na prótese, que é colocada com precisão na boca na posição correta.

12. Depois de o acrílico ter sido fixado, os parafusos de ligação dos pilares são desaparafusados e a prótese, juntamente com os pilares, é removida da boca. A prótese é acabada, polida e fixada sobre os pilares multiunidades.

13. Todos os ajustamentos oclusais necessários são efectuados na boca.

14. Prótese provisória superior fixa e inferior amovível entregue no mesmo dia da cirurgia All-on-6.

Procedimento protético: [50]

1. Após um período de cicatrização adequado, a prótese provisória é removida para o procedimento de moldagem.
2. Os pilares de moldagem da moldeira aberta são colocados sobre os pilares multiunit e fixados com fio dentário e reforçados com a resina padrão para evitar qualquer movimento dos pilares em relação uns aos outros durante a transferência da moldagem.
3. Uma moldeira personalizada é preparada e experimentada na boca

para o seu assentamento passivo.

O tabuleiro é pintado com adesivo de tabuleiro.

4. O material de moldagem de corpo leve é adequadamente escoado por baixo e à volta dos pilares de moldagem e a moldeira é preenchida com massa e assenta corretamente na boca.
5. Os parafusos de fixação compridos, que saem da impressão, são desaparafusados antes de remover a impressão da boca.

Os análogos de pilar são montados com os pilares de impressão e unidos com resina padrão para evitar os seus micro movimentos no gesso de pedra durante os passos protéticos no laboratório.

6. A impressão é vazada com gesso de pedra dura e os parafusos de fixação são novamente desaparafusados antes de remover a impressão do molde de trabalho
7. A altura vertical da oclusão é registada na posição cêntrica e o registo da mordida é efectuado utilizando a prótese antiga.
8. Os moldes de trabalho finais são montados no articulador numa relação maxilo-mandibular semelhante e os pilares de plástico moldáveis são aparafusados sobre os análogos do pilar com parafusos de fixação
9. O padrão de cera é preparado para fabricar uma estrutura de barra fundida para a prótese superior e inferior.
10. Os parafusos de fixação são desaparafusados e o modelo de cera, juntamente com os pilares fundíveis, são removidos do molde.
11. Os parafusos de fixação são separados e todo o modelo em cera,

juntamente com os pilares fundíveis, é fundido para fabricar uma barra de metal Ni-Cr ou titânio, que é aparafusada sobre os moldes de trabalho.

12. A placa de base é adaptada sobre a barra e o ajuste dos dentes é efectuado da forma habitual e a estrutura superior e inferior da barra, juntamente com o ajuste dos dentes, são experimentados na boca para verificar o assentamento passivo da barra, bem como a oclusão.
13. Depois disso, a prótese híbrida final é acrilizada.
14. A prótese é assente sobre os pilares multiunidades e aparafusada com os parafusos de fixação e o roquete de torque é utilizado para apertar finalmente os parafusos de fixação.
15. Os orifícios dos parafusos são preenchidos com guta-percha e cobertos com compósito fluido. A prótese definitiva All-on-6 de 14 unidades é fixada na boca.

IMPLANTES ZIGOMÁTICOS

Os implantes zigomáticos provaram ser uma opção eficaz no tratamento da maxila edêntula atrófica, bem como para defeitos de maxillectomia durante as últimas duas décadas. O implante zigomático Branemark foi introduzido para a reabilitação protética de pacientes com defeitos extensos da maxila causados por ressecções tumorais, traumatismos e defeitos congénitos. O osso do arco zigomático foi utilizado para a ancoragem de um implante longo que, juntamente com os implantes convencionais, podia ser utilizado como âncora para próteses e/ou obturadores. A técnica permitiu uma reabilitação suficiente destes pacientes, proporcionando uma função restaurada e uma estética melhorada, e devolveu a muitos pacientes uma vida social normal.

INDICAÇÕES: Os implantes zigomáticos são utilizados principalmente em desdentados totais com pneumatização sinusal significativa e reabsorção grave do rebordo alveolar posterior.

CONTRA-INDICAÇÕES: Infeção aguda do seio maxilar, patologia do maxilar ou do zigoma, doença sistémica maligna, sinusite infecciosa crónica, utilização de bifosfonatos e fumar mais de 20 cigarros por dia. Qualquer patologia do seio maxilar deve ser tratada de preferência antes da colocação do implante zigomático.[86]

SELECÇÃO DE DOENTES:

As necessidades cirúrgicas e protéticas devem ser consideradas antes de avançar com o tratamento. Os parâmetros que são considerados na avaliação pré-operatória são o osso alveolar disponível nas diferentes zonas do maxilar e a presença ou ausência de um defeito composto.

De acordo com Bedrossian et al. (18), a maxila pode ser dividida em três zonas:

- zona 1, a pré-maxila;
- zona 2, a área dos pré-molares
- zona 3, a área molar.

O médico deve determinar a disponibilidade de osso nas três zonas. Um conceito de implante inclinado anterior é considerado em doentes com osso tanto na zona I como na zona II. O conceito de implante zigomático é considerado em doentes que demonstrem osso apenas na zona I.[87]

AVALIAÇÃO RADIOGRÁFICA:

A tomografia computorizada é crucial para a avaliação do local do implante zigomático e do estado do seio, bem como para o trajeto do implante. A quantidade de osso no arco zigomático e na crista alveolar residual tem de ser avaliada e a angulação, o local de emergência esperado e a relação do corpo do implante com o seio maxilar e a parede lateral também são considerados.[53] Podem ser obtidas tomografias axiais para avaliar melhor o seio maxilar. A largura do osso alveolar residual, bem como a largura e a altura do corpo zigomático, podem ser visualizadas em secções reformatadas frontais de imagens de TC axiais. Pode ser feita uma avaliação mais aprofundada do osso zigomático utilizando imagens frontais reformatadas em cortes de 2 a 3 mm, que fornecem ao operador menos experiente mais informações para o planeamento da cirurgia. A vista sagital de uma radiografia tridimensional também fornece informações sobre a dimensão anteroposterior do zigoma.[86]

DIRECTRIZES GERAIS PARA IMPLANTES ZIGOMÁTICOS:[86]

Tabela 1. Recomendações de tratamento baseadas na presença de osso nas diferentes zonas da maxila (Bedrossian (18))

Presence of bone	Surgical approach
Zones I, II and III	Traditional (axial) implants
Zones I and II	Four traditional implants (tilted)
Zone I only	Zygomatic implants plus two or four traditional implants
Insufficient bone	Four zygomatic implants

Pic cutsey: Aparicio C, Manresa C, Francisco K, et al. Implantes zigomáticos: indicações, técnicas e resultados, e o código de sucesso zigomático. Periodontol 2000. 2014;66(1):41-58

- Osso adequado na zona 1 para dois a quatro implantes axiais e falta de osso bilateral nas zonas 2 e 3. Normalmente, são distribuídos dois a quatro implantes convencionais no maxilar anterior mais um implante zigomático em cada lado de pré-molar/molar.
- Osso adequado na zona 1 e falta de osso nas zonas 2 e 3 nmsó lado. É colocado um único implante zigomático e são colocados implantes convencionais no maxilar anterior e no lado oposto ao implante zigomático.
- Osso inadequado na zona 1 e osso puro adequado nas zonas 2 e 3. Um implante zigomático anterior, juntamente com implantes convencionais posteriores, pode resolver o problema.

- Falta de osso nas três zonas do maxilar. Podem ser utilizados quatro implantes zigomáticos para a reabilitação.
- Osso inadequado nas zonas 1, 2 ou 3 num paciente parcialmente desdentado.

Recomenda-se a colocação de três implantes para suportar uma prótese parcial; a utilização de um implante zigomático em pacientes parcialmente desdentados requer mais validação clínica antes de se poder defender a sua utilização generalizada.

CONCEPÇÕES DE IMPLANTES:

O original Branemark customized zygoma fixture foi concebido para ser inserido a partir do aspeto palatino da maxila reabsorvida na região do segundo pré-molar, através do seio maxilar até ao osso compacto do zigoma. Inicialmente, apresentava as caraterísticas de um implante convencional, mas com comprimento e diâmetro aumentados. Era um implante de titânio auto-roscante com uma superfície maquinada e disponível em comprimentos de 30-52,5 mm. A parte apical roscada tinha um diâmetro de 4 mm e a parte crestal tinha um diâmetro de 4,5 mm. A cabeça do implante estava equipada com uma rosca interior para a ligação de pilares padrão. Atualmente, a superfície evoluiu para uma superfície roscada oxidada moderadamente rugosa e a cabeça inclui um parafuso de acionamento do implante que permanece no interior do implante, oferecendo uma rosca interior para a ligação de pilares "zigomáticos" especiais.

Atualmente, os implantes zigomáticos estão disponíveis comercialmente em, pelo menos, três empresas diferentes que oferecem implantes com uma superfície rugosa oxidada, um corpo de implante médio liso, um pescoço mais largo na crista alveolar e uma angulação de 55° da cabeça do implante.[88]

TÉCNICA CIRÚRGICA:

Nos dias iniciais, a cirurgia foi efectuada sob anestesia geral com intubação nasal. Em cada doente era utilizada uma compressa selante para a garganta e um tubo gástrico e era efectuada uma infiltração anestésica local com epinefrina. Mas atualmente o procedimento foi simplificado com a utilização de anestesia local e sedação oral ou intravenosa.

A técnica original: Um retalho mucoperiosteal é elevado e expõe a parede lateral do seio maxilar e a crista alveolar. Em seguida, é criada uma janela óssea com 10 mm de largura no aspeto lateral do seio maxilar, seguindo o trajeto pretendido do implante zigomático desde o fundo do seio até ao topo da cavidade do seio. A membrana do seio é cuidadosamente dissecada, libertada das paredes do seio e colocada na cavidade do seio. É utilizada uma série de brocas para penetrar no processo alveolar e no osso zigomático. O implante zigomático auto-roscante é colocado com a ajuda de um motor ou manualmente, utilizando um suporte de implante. É colocado um parafuso de cobertura no implante e o retalho mucoperiosteal é fechado. A conexão do pilar é geralmente efectuada após um período de cicatrização de 6 meses, utilizando pilares Branemark standard ou multiunit rectos/angulados.

Abordagem zigomática guiada pela anatomia: a técnica original foi modificada de modo a utilizar uma abordagem anatómica e mais orientada para a prótese. Neste caso, a preparação do local do implante é agora guiada pela anatomia da área, e não é feita nenhuma janela ou ranhura inicial na parede lateral do seio maxilar. Assim, dependendo da relação entre o pilar zigomático e o ponto de partida intra-oral do implante zigomático, o trajeto do corpo do implante varia entre ser totalmente intra-sinusal e totalmente extra-sinusal.[86] De acordo com a morfologia da parede do seio lateral, a crista alveolar residual e o pilar zigomático, foram identificadas cinco formas esqueléticas básicas do complexo pilar zigomático-crista alveolar e as trajectórias subsequentes do implante. Com base nisto, o ZAGA foi composto por cinco grupos, nomeadamente ZAGA 0-IV.

Trajetória ZAGA Tipo 0: A parede anterior do maxilar é muito plana.

A primeira osteotomia é efectuada na crista alveolar residual. O corpo do implante atinge o osso zigomático seguindo um trajeto intra-sinusal.

ZAGA Type 1 Path: O desejo de colocar a cabeça do implante no local protético correto, juntamente com a presença de uma parede maxilar anterior ligeiramente côncava, fez com que a osteotomia do implante perfurasse a parede maxilar. Apesar disso, a maior parte do corpo do implante permaneceu dentro dos limites do maxilar.

Trajetória ZAGA Tipo 2: Na presença de uma parede maxilar mais côncava, a colocação ideal da cabeça do implante obrigou a que a maior parte do corpo do implante fosse colocada extra-sinusalmente.

Trajeto ZAGA Tipo 3: Como resultado de um maxilar muito côncavo, a primeira osteotomia efectuada a partir do lado palatino da crista alveolar saiu bucalmente para o osso maxilar até atingir o zigoma numa posição mais cranial. A parte central do implante não toca no osso.

Via ZAGA Tipo 4: A maxila atrofiada apresentava reabsorção vertical e horizontal. Para colocar a cabeça do implante numa localização óptima, evitando a perfuração de um palato muito fino, o cirurgião tem de escolher uma via extra-maxilar.[86]

PROCEDIMENTO PROTÉTICO:

Existe uma maior tendência destes implantes zigomáticos para se dobrarem sob cargas horizontais. Este facto deve-se principalmente a duas razões: maior comprimento destes implantes e suporte ósseo limitado ou inexistente na crista alveolar maxilar. Assim, têm de ser rigidamente ligados a implantes convencionais estáveis no maxilar anterior. Com base na experiência clínica e nos cálculos teóricos biomecânicos, uma restauração de arcada completa do maxilar superior, suportada por dois implantes zigomáticos (um de cada lado), deve ser assistida por, pelo menos, dois implantes convencionais estáveis no maxilar anterior. O procedimento protético segue os protocolos convencionais. Como a emergência do implante zigomático é frequentemente 10-15 mm medial à crista, a ponte deve ser concebida de modo a permitir uma higiene oral adequada na área.

Anteriormente, recomendava-se um procedimento em duas fases para a técnica do zigoma. Mas mais tarde, o protocolo original foi modificado com carga imediata, uma vez que vários relatórios clínicos demonstraram bons resultados após a carga imediata/precoce de implantes zigomáticos no maxilar totalmente edêntulo.[86] Bedrossian et al.[89] não registaram perdas de 28 implantes zigomáticos e 55 implantes convencionais em 14 pacientes após mais de 12 meses. Noutro estudo, Davo et al.[90] não perderam nenhum dos 36 implantes zigomáticos carregados diretamente, mas perderam três dos 68 implantes convencionais, após um período de acompanhamento de 6-29 meses.

A prótese provisória desempenha um papel muito importante no tratamento de pacientes com implantes zigomáticos. O seu objetivo é proporcionar uma estética aceitável, bem como a função mastigatória e da fala durante o processo de cicatrização, e também explorar a posição oclusal e estética dos dentes e dos substitutos dos tecidos moles. A opção de rotina, tanto para as próteses provisórias como para as definitivas, é desenvolver uma estrutura aparafusada que possa ser facilmente removida em caso de complicações. Para isso, o cirurgião deve analisar o tipo de reabsorção em relação à dentição oposta e providenciar uma cabeça de implante com um tipo de pilar adequado em comprimento e angulação. O fabrico da prótese começa na cirurgia, uma vez que o cirurgião tem de fornecer a inclinação correta do implante em relação à dentição antagonista. Atualmente, a cabeça do implante zigomático pode ser posicionada com maior precisão observando o parafuso que fixa o suporte do implante ao implante. A posição do parafuso duplica exatamente a posição do futuro parafuso do pilar.[86]

CRITÉRIOS DE SUCESSO DOS IMPLANTES ZIGOMÁTICOS:

A atrofia maxilar em que os implantes zigomáticos são indicados é geralmente seguida de reabsorção no osso alveolar e basal. Especificamente, na cirurgia de abordagem zigomática guiada pela anatomia do tipo 4, a cabeça do implante encontra-se vestibularmente à crista alveolar e não existe osso alveolar à volta do seu perímetro. Este facto, juntamente com a colocação não axial dos implantes zigomáticos, faz com que seja muito comum encontrar dificuldades físicas reais na colocação adequada da película radiográfica intra-oral, de modo a obter radiografias padronizadas para a medição das alterações ósseas marginais. Por este motivo, é impossível cumprir os critérios de sucesso utilizados para os implantes convencionais colocados na crista residual.

Estabilidade do implante zigomático: Podem ser encontrados diferentes graus de estabilidade do implante nos implantes zigomáticos devido à biomecânica específica dos implantes zigomáticos colocados extra-maxilares, em que a ancoragem ao nível da cabeça é reduzida ou nula. Também por vezes, quando os implantes extra-sinusais são testados individualmente, pode ser detectada uma ligeira mobilidade sem outros sinais patológicos associados. Esta mobilidade resulta do módulo de elasticidade do osso zigomático de ancoragem quando dobrado por uma força aplicada à distância. O movimento não deve ser rotacional e desaparecerá quando os implantes forem unidos. Um movimento rotacional deve ser considerado como um sinal de falha do implante.

Patologia sinusal associada: A melhor forma de evitar a colocação de um implante zigomático em pacientes com sinusite ativa e de documentar esta potencial complicação é realizar um exame radiológico exaustivo (tomografia computorizada de feixe cónico incluindo todos os seios nasais) e clínico de todos os pacientes antes da colocação de um implante zigomático. Os pacientes com potenciais factores de risco para o desenvolvimento de rinossinusite crónica devem ser identificados, estudados e, se necessário, tratados por um otorrinolaringologista antes da colocação do implante.

- Condição dos tecidos moles peri-implantares: Outro ponto de preocupação é o efeito a longo prazo de ter fios expostos para os tecidos moles no aspeto lateral dos implantes zigomáticos. A deiscência de tecidos moles e a sua evolução devem ser relatadas em estudos prospectivos. Devem ser utilizadas fotografias para quantificar o número de fios expostos. Assim, pode afirmar-se com segurança que, apesar da direção de carga funcional desfavorável e da anatomia limitada, o acompanhamento clínico indicou que os implantes zigomáticos proporcionaram uma excelente ancoragem para várias próteses. No entanto, a colocação de implantes zigomáticos deve ser considerada como um procedimento cirúrgico importante e é necessária uma formação adequada.[86]

IMPLANTE PTERIGÓIDE

Os implantes pterigóides foram introduzidos como outro método de maximizar o osso utilizável para a colocação de implantes no maxilar posterior. Descrito pela primeira vez por Tulasne em 1989, o implante pterigoide destina-se a atravessar a tuberosidade maxilar e o processo piramidal do osso palatino e, em seguida, a envolver o processo pterigoide do osso esfenoide. Os implantes utilizados nesta técnica variam normalmente entre 15 e 20 mm. O implante entra na região do primeiro ou segundo molar superior e segue uma direção mesiocraniana oblíqua, prosseguindo posteriormente em direção ao processo piramidal. Subsequentemente, prossegue para cima entre ambas as asas dos processos pterigóides e encontra ancoragem na fossa pterigoide ou escafoide do osso esfenoide.

Vantagens:

- Disponibilidade de osso cortical denso para o encaixe do implante
- O potencial para evitar a necessidade de aumento do seio maxilar e outros procedimentos de enxerto
- encurtar o tempo de tratamento e permitir o carregamento imediato do implante pterigoide.
- Aumentar a ancoragem do implante na maxila posterior
- Permite uma prótese com maiores extensões posteriores, eliminando a necessidade de cantilevers distais.

Desvantagens

- Sensibilidade técnica associada ao procedimento,

- Proximidade de estruturas anatómicas vitais
- Dificuldade de acesso para médicos e pacientes.

Anatomia da zona pterigoide

A tuberosidade do maxilar é constituída por osso esponjoso de tipo III e IV. O curso piramidal do palatino e o ciclo pterigoide do esfenoide são constituídos principalmente por osso cortical espesso. A fossa pterigóidea é revestida por placas pterigóides médias e paralelas. A fossa pterigopalatina (FPP) é considerada uma região vital no espaço profundo, que deve ser avaliada cuidadosamente durante a imagiologia da cabeça e do pescoço. A FPP é limitada pela intersecção de três ossos (maxilar, palatino e, além disso, esfenoide). A gordura, o gânglio pterigopalatino, a "divisão maxilar (V2) do nervo trigémeo e os seus ramos, o nervo vidiano" (pterigoide), as partes distais da via de alimentação maxilar, bem como um par de veias emissárias são a substância da FPP. O rebordo ósseo mais espesso é médio em relação ao rebordo alveolar. A disposição ideal para o implante é através do ciclo pterigoide para a fossa pterigoide. O espaço mais espesso de osso de suporte situa-se no centro de alguma porção do processo pterigoide entre placas. A média de 3-4 mm em relação ao bordo alveolar, o implante deve apontar um pouco medialmente para dividir o espaço mais espesso de osso na área pterigoide. O processo hamular na placa pterigoide média é substancial na orofaringe. Os implantes são colocados horizontalmente em relação a este ponto de referência. Os implantes pterigóides, quando utilizados na recuperação da arcada completa, removem os cantilevers distais, uma expansão do impedimento posterior e também a melhor circulação de cargas úteis.

Classificação do implante maxilar posterior em função da área anatómica por Reiser:

Tuberosidade - ciclo piramidal

Tuberosidade - medida pterigoide

Tuberosidade - ciclo piramidal - medida pterigoide

Ciclo piramidal - medida pterigoide, tuberosidade maxilar.

IMPLANTES ESPECÍFICOS DO DOENTE (PSI) OU IMPLANTES SUBPERIOSTEAIS

Os implantes subperiosteais foram utilizados durante vários anos, mas devido à dificuldade de os posicionar e às elevadas taxas de complicações, foram substituídos por implantes dentários endósseos, em forma de raiz, introduzidos pelo Professor Brånemark da Universidade de Gotemburgo.

Mas a revolução digital abriu novos horizontes, como a impressão 3D e, em particular, a sinterização direta de metal a laser (DMLS), que permite o fabrico de malhas personalizadas e até de implantes perfeitamente adaptados à anatomia específica do paciente. Isto permitiu que os clínicos revisitassem alguns conceitos antigos, como a colocação de implantes subperiosteais, e os reinterpretassem num novo contexto tecnológico baseado em princípios anatómicos e fisiológicos consolidados.[91]

Revisão do conjunto de dados de TC: Em primeiro lugar, é obtido um exame de TC e a qualidade dos dados é avaliada, o que consiste em verificar se a região de interesse é a requerida, se o número e a espessura dos cortes são suficientes e se existem artefactos de varrimento de natureza diversa.

Produção de modelos virtuais: É criado um modelo 3D do maxilar com a ajuda dos dados obtidos através da tomografia computorizada. O passo mais importante é a escolha correta do nível de limiarização para o tecido de interesse. O limiar específico a que o programa irá construir uma superfície é influenciado por muitos factores: O scanner de TC e as definições do software, o corte do volume de TC, a densidade óssea do doente e, mais importante, a seleção do operador.

Considerações biológicas: O número de pilares tem de ser minimizado para fazer menos perfurações na mucosa, porque actuam como o local onde o organismo carece da sua barreira natural contra os microrganismos presentes na cavidade oral. Nenhum dos implantes dentários actuais forma uma junção implante-epitelial firme que possa impedir de forma fiável a invasão de microrganismos no osso. Foi demonstrado que a invasão bacteriana leva ao afrouxamento da ligação implante-osso a longo prazo. Esta condição é ainda mais proeminente com implantes dentários subperiosteais, dos quais apenas 30-40% de toda a superfície entra em contacto com o osso e o resto está rodeado por tecidos moles. Assim, as hipóteses de invasão bacteriana devem ser minimizadas através da redução do número de perfurações da mucosa. Deve-se evitar criar espaços estreitos, fendas e concavidades, especialmente perto de pilares. As fossas e os espaços estreitos são o local de contaminação e proliferação de microrganismos do fluido oral. Além disso, as fendas impedem a circulação de líquidos nos tecidos, dificultando assim os processos regenerativos. Em geral, recomenda-se a utilização da menor quantidade possível de metal para atingir os objectivos de distribuição da força mastigatória.

Considerações protéticas: Deve-se planear antecipadamente a função dentária e a estética, antes de conceber o implante propriamente dito. Em primeiro lugar, os modelos virtuais têm de ser colocados em relação cêntrica através da intercuspidação existente ou da utilização de marcadores de raios X nas próteses removíveis que estão a ser utilizadas como auxiliares de digitalização. Isto também inclui a análise de modelos de diagnóstico e enceramentos que ajudam a planear os perfis de emergência dos pilares e a sua relação com as próteses planificadas. A utilização de dentes virtuais no software durante o processo de modelação de implantes também ajuda a colocar corretamente os pilares. Ao conceber os pilares fixos cimentáveis, deve prestar-se atenção ao paralelismo dos pilares prospectivos com os pilares parceiros actuais e à relação com a dentição oposta.

Ferramentas de modelação 3D: Dependendo das capacidades do software e da abordagem do projetista, os implantes dentários subperiosteais podem ser criados utilizando várias ferramentas (técnicas) diferentes. As técnicas aplicáveis e os programas correspondentes são:

- Modelação digital em barro.
- Esculpir o barro com a ferramenta pincel.
- Esculpir a argila aplicando o perfil ao longo da curva da superfície.
- Extrusão de superfície selecionada.
- Encaixe de curva com cano ou tubo

O planeamento cirúrgico virtual, os modelos estereolitográficos (STL) e as malhas de titânio personalizadas foram concebidos antes da cirurgia para permitir a reconstrução vertical e horizontal do defeito maxilar. A cirurgia é planeada com a ajuda de tomografia computorizada de alta resolução, utilizando cortes finos de 0,5 mm, e foram utilizados modelos de gesso para planear a posição ideal das coroas dentárias.[67]

O passo seguinte consiste em conceber e definir a forma e a extensão da estrutura subperiosteal, tendo em conta a posição dos pilares protéticos e o osso remanescente em cada caso.

Por este motivo, são escolhidas as zonas de maior espessura e densidade óssea para a localização dos parafusos que fixarão a estrutura, bem como o comprimento de cada parafuso na sua posição específica.

Procedimento cirúrgico: Depois de todos os materiais estarem prontos, foi possível iniciar a fase cirúrgica, com anestesia local. Foi efectuada uma incisão crestal, delimitada por incisões de libertação mesial e distal, e foi levantado um retalho de espessura total, para uma visão completa do local do implante. A réplica do implante foi utilizada para preparar o retalho, para verificar a perfeita adaptação do implante no intra-operatório e para a preparação (perfuração) do acesso para os mini-implantes a utilizar para a fixação da grelha. Após a preparação do local, o implante é colocado no local para verificar a sua adaptação no osso residual, sendo depois fixado com o auxílio de mini-implantes osteossintéticos e o local cirúrgico é suturado.[92]

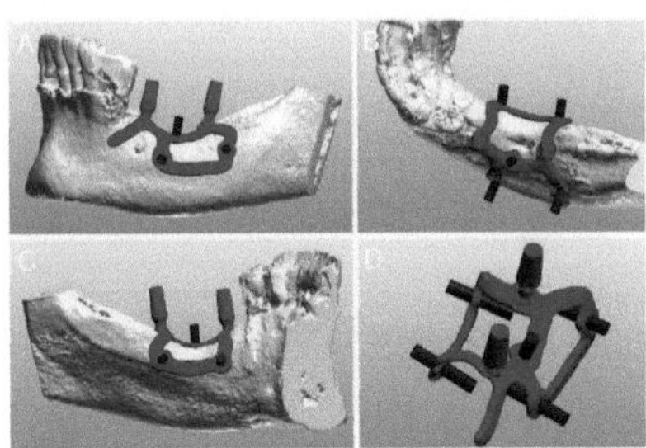

Pic Cutsey: Mangano C, Bianchi A, Mangano FG, et al. Implantes de titânio subperiosteais impressos em 3D feitos à medida para a restauração protética da mandíbula posterior atrófica de pacientes idosos: uma série de casos. 3D Print Med. 2020;6(1):1

Fig. 14 : O implante subperiosteal personalizado é concebido num software CAD (Meshmixer®, Autodesk, San Rafael, CA, EUA). a O implante com os pilares integrados e os parafusos de fixação, vista vestibular; b vista oclusal; c vista lingual; d pormenor dos eixos dos parafusos de fixação

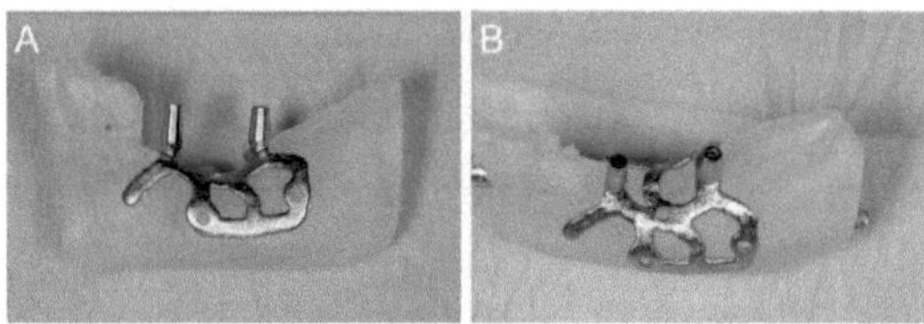

Pic Cutsey: Mangano C, Bianchi A, Mangano FG, et al. Implantes de titânio subperiosteais impressos em 3D feitos à medida para a restauração protética da mandíbula posterior atrófica de pacientes idosos: uma série de casos. 3D Print Med. 2020;6(1):1

Fig.15: Uma réplica do implante (Iuxta3D®, BTK, Dueville, Vicenza, Itália), fabricada através de DMLS, é testada numa cópia impressa em 3D da mandíbula do paciente, impressa com uma impressora 3D estereolitográfica (SLA) (3500PD®, DWS Systems, Thiene, Vicenza, Itália). A adaptação parece perfeita. a Vista bucal; b Vista oclusal

Prótese

Dez dias após a cirurgia, aquando da remoção da sutura, a fase protética teve início com a entrega da restauração provisória pré-fresada em resina, com desenho e fabrico assistidos por computador (CAD/CAM). Esta restauração, fresada em polimetilmetacrilato

(PMMA) com uma fresadora de secretária inteligente (DWX-4®, Roland, Ascoli Piceno, Itália), foi cimentada após uma adaptação cuidadosa em oclusão; houve o cuidado de obter excelentes pontos de contacto interproximais. Algumas semanas mais tarde, após a cicatrização dos tecidos moles e a remoção das suturas, foi efectuada uma segunda impressão intra-oral utilizando um scanner intra-oral (CS 3600®, Carestream Dental, Atlanta, GA, EUA) para a preparação de um segundo provisório com maior precisão. Os dados STL STL desta digitalização foram enviados para o laboratório dentário, onde as malhas dos pilares emergentes foram substituídas pelos ficheiros CAD originais dos mesmos elementos, retirados do desenho original do implante. Isto permitiu ao técnico de prótese dentária modelar o segundo provisório de alta precisão. Estes segundos provisórios, novamente fresados em PMMA com uma máquina de secretária (DWX-4®, Roland, Ascoli Piceno, Itália), foram caracterizados e cimentados. Permaneceram in situ durante 2 meses e depois foram substituídas pelas restaurações definitivas em cerâmica de zircónio.

CONCLUSÃO

Devido ao crescimento da população em todo o mundo, a necessidade de gerir os doentes edêntulos continuará a aumentar globalmente e os clínicos continuarão a enfrentar os desafios de como tratar estes doentes da melhor forma no futuro. Embora não exista uma modalidade que seja considerada mais eficaz, a norma mínima para o tratamento desta população é a restauração com próteses completas. Mas nem todos os pacientes estão satisfeitos com esta opção de tratamento devido às suas várias complicações e também devido à insatisfação psicológica. Por este motivo, os implantes dentários tornaram-se uma opção de tratamento mais aceitável atualmente, uma vez que oferecem uma variedade de opções, desde removíveis a fixas e específicas para cada paciente, e proporcionam um grande nível de satisfação se forem realizados com protocolos e técnicas adequados.

A terapia de implantes mais básica para pacientes edêntulos começa com a sobredentadura suportada por implantes. Os estudos recentes demonstraram que esta opção é muito adequada para os doentes que não estão satisfeitos com as próteses completas convencionais, uma vez que incorporam vários acessórios que melhoram a retenção das próteses. No entanto, existem alguns inconvenientes, como o desgaste dos acessórios e as elevadas consultas de manutenção.

Estas desvantagens podem ser resolvidas com uma terapia fixa suportada por implantes, que pode ser realizada numa vasta gama de cenários clínicos. O conceito all-on-4 pode ser utilizado inclinando os implantes posteriores em caso de rebordos reabsorvidos, o protocolo all-on-6 pode ser utilizado em casos em que o envolvimento do seio maxilar cria um problema para a colocação de implantes, envolvendo a área posterior ao seio maxilar, e os implantes zigomáticos também podem ser utilizados em casos em que as porções anteriores do maxilar maxilar estão altamente reabsorvidas e ressecadas devido a várias razões patológicas. Para além destes, também podem ser utilizados implantes específicos para cada doente, concebidos especificamente para cada doente com a ajuda da tomografia computorizada e da tecnologia de impressão 3D.

Assim, o tratamento dentário restaurador de pacientes edêntulos deve ser baseado numa compreensão completa da queixa principal. O dentista deve avaliar cada paciente insatisfeito com a prótese para determinar se os factores psicológicos contribuem para os problemas com a prótese. O reconhecimento das caraterísticas, motivos e expectativas normalmente observados em pacientes insatisfeitos é fundamental para uma avaliação bem sucedida. Quando o tratamento dentário é indicado, o plano de tratamento selecionado deve abordar as necessidades específicas do doente.

REFERÊNCIAS

1. Mañes Ferrer JF, Fernández-Estevan L, Selva-Otaolaurruchi E, Labaig-Rueda C, Solá-Ruíz MF, Agustín-Panadero R. Overdentures suportadas por implantes maxilares: Comportamento mecânico comparando sistemas de retenção axiais e de barras individuais. Um estudo de coorte de pacientes edêntulos. *Medicina (Kaunas)*. 2020;56(3):139.

2. Kusumoto Y, Tanaka J, Miyoshi K, Higuchi D, Sato Y, Baba K. Impacto do tipo de superestrutura do implante na qualidade de vida relacionada com a saúde oral em pacientes edêntulos. *Clin Implant Dent Relat Res*. 2020;22(3):319-324.

3. Alfadda SA, Chvartszaid D, Tulbah HI, Finer Y. Carga imediata versus convencional de próteses fixas suportadas por implantes mandibulares em pacientes edêntulos: Relatório de 10 anos de um ensaio aleatório controlado. *Int J Oral Implantol (Berl)*. 2019;12(4):431-446.

4. Gherlone EF, Sannino G, Rapanelli A, Crespi R, Gastaldi G, Capparé
P. Sistema de barras pré-fabricadas para carga imediata em pacientes edêntulos: Um estudo longitudinal prospetivo de acompanhamento de 5 anos. *Biomed Res Int*. 2018;2018:7352125.

5. Bhering CL, Mesquita MF, Kemmoku DT, Noritomi PY, Consani RL, Barão VA. Comparação entre os conceitos de tratamento all-on-four e all-on-six e material de estrutura na distribuição de

tensões em maxila atrófica: Um estudo 3D-FEA guiado por prototipagem. *Mater Sci Eng C Mater Biol Appl.* 2016;69:715-725.

6. Jehn P, Spalthoff S, Korn P, et al. Qualidade de vida relacionada com a saúde oral em pacientes com tumores tratados com implantes dentários específicos do paciente. *Int J Oral Maxillofac Surg.* 2020;49(8):1067-1072.

7. Aparicio C, Manresa C, Francisco K, et al. Implantes zigomáticos: indicações, técnicas e resultados, e o código de sucesso zigomático. *Periodontol 2000.* 2014;66(1):41-58.

8. Borges GA, Barbin T, Dini C, et al. Medidas de resultados relatadas pelo paciente e avaliação clínica de overdentures implanto-suportadas e próteses fixas em pacientes edêntulos mandibulares: Uma revisão sistemática e meta-análise. *J Prosthet Dent.* 2022;127(4):565-577.

9. van Kampen FM, van der Bilt A, Cune MS, Fontijn-Tekamp FA, Bosman F. Função mastigatória com overdentures suportadas por implantes. J Dent Res. 2004;83(9):708-11.

10. Naert I, Alsaadi G, van Steenberghe D, Quirynen M. Um ensaio clínico aleatório de 10 anos sobre a influência de implantes orais com e sem encaixe na retenção de sobredentaduras mandibulares: resultados peri-implantares. Int J Oral Maxillofac Implants. 2004;19(5):695-702.

11. MacEntee MI, Walton JN, Glick N. Um ensaio clínico da satisfação do paciente e das necessidades protéticas com encaixes de bola e barra para overdentures completas retidas por implantes:

resultados de três anos. J Prosthet Dent. 2005 Jan;93(1):28-37.

12. Liddelow GJ, Henry PJ. Um estudo prospetivo de sobredentaduras mandibulares retidas por implantes unitários com carga imediata: resultados preliminares ao fim de um ano. J Prosthet Dent. 2007;97(6 Suppl):S126-37.

13. Ortegón SM, Thompson GA, Agar JR, Taylor TD, Perdikis D. Forças de retenção de attachments esféricos em função da angulação do implante e da matriz em overdentures mandibulares: um estudo in vitro. J Prosthet Dent. 2009;101(4):231-8.

14. Sadig W. Um estudo comparativo in vitro sobre a retenção e estabilidade de sobredentaduras suportadas por implantes. Quintessence Int. 2009;40(4):313-9.

15. Krennmair G, Krainhöfner M, Piehslinger E. Overdentures mandibulares implanto-suportadas retidas com uma barra fresada: um estudo retrospetivo. Int J Oral Maxillofac Implants. 2007;22(6):987-94.

16. Cakarer S, Can T, Yaltirik M, Keskin C. Complicações associadas aos encaixes bola, barra e Locator para overdentures suportadas por implantes. Med Oral Patol Oral Cir Bucal. 2011;16(7):e953-9.

17. Malo P, de Araújo Nobre M, Lopes A, Moss SM, Molina GJ. Um estudo longitudinal da sobrevivência de implantes All-on-4 na mandíbula com até 10 anos de acompanhamento. J Am Dent Assoc. 2011;142(3):310- 20.

18. Vere J, Hall D, Patel R, Wragg P. Requisitos de manutenção protética de sobredentaduras implanto-suportadas utilizando o sistema de fixação locator. Int J Prosthodont. 2012;25(4):392-4.

19. Malo P, Nobre Mde A, Lopes A. Reabilitação imediata de arcadas completamente edêntulas com um conceito de prótese de quatro implantes em condições difíceis: um estudo de coorte aberto com um seguimento médio de 2 anos. Int J Oral Maxillofac Implants. 2012;27(5):1177-90

20. Abu Tair JA. Modificação da técnica de divisão do rebordo mandibular para aumento horizontal de rebordos atróficos. *Ann Maxillofac Surg*. 2014;4(1):19-23.

21. Tealdo T, Menini M, Bevilacqua M, Pera F, Pesce P, Signori A, Pera
P. Carga imediata versus carga diferida de implantes dentários em maxilares de pacientes edêntulos: um estudo prospetivo de 6 anos. Int J Prosthodont. 2014 May-Jun;27(3):207-14.

22. Zembic A, Wismeijer D. Patient-reported outcomes of maxillary implant-supported overdentures compared with conventional dentures. Clin Oral Implants Res. 2014;25(4):441-50.

23. Poli PP, Beretta M, Cicciù M, Maiorana C. Aumento do rebordo alveolar com malha de titânio. Um estudo clínico retrospetivo. Open Dent J. 2014;8:148-58.

24. Curi MM, Cardoso CL, Ribeiro Kde C. Estudo retrospetivo de implantes pterigóides na maxila posterior atrófica: taxas de sobrevivência do implante e da prótese até 3 anos. Int J Oral Maxillofac Implants. 2015;30(2):378-83.

25. Lopes A, Maló P, de Araújo Nobre M, Sánchez-Fernández E,

Gravito

I. O NobelGuide® All-on-4® Conceito de tratamento para reabilitação de maxilares edêntulos: um relatório retrospetivo dos resultados clínicos e radiográficos de 7 e 5 anos. Clin Implant Dent Relat Res. 2017;19(2):233-244.

26. Hung KF, Wang F, Wang HW, Zhou WJ, Huang W, Wu YQ. Precisão de um sistema de navegação cirúrgica em tempo real para a colocação de implantes zigomáticos quádruplos na maxila atrófica grave: um estudo clínico piloto. *Clin Implant Dent Relat Res*. 2017;19(3):458-465.

27. Kim HS, Cho HA, Kim YY, Shin H. Sobrevivência dos implantes e satisfação do paciente em pacientes completamente desdentados com colocação imediata de implantes: um estudo retrospetivo. BMC Oral Health. 2018;18(1):219.

28. Tischler M, Patch C, Bidra AS. Reabilitação de maxilares edêntulos com próteses fixas implanto-suportadas de arco completo em zircónia: Um estudo clínico retrospetivo de até 4 anos. J Prosthet Dent. 2018;120(2):204-209.

29. Marlière DAA, Demètrio MS, Picinini LS, Oliveira RG, Netto HDMC. Acurácia da cirurgia guiada por computador para colocação de implantes dentários em pacientes totalmente edêntulos: Uma revisão sistemática. Eur J Dent. 2018;12(1):153-160.

30. Duan Y, Chandran R, Cherry D. Influência dos defeitos ósseos alveolares na distribuição do stress em próteses maxilares suportadas por implantes Quad Zygomatic. *Int J Oral Maxillofac Implants*. 2018;33(3):693-700.

31. Alfadda SA, Chvartszaid D, Tulbah HI, Finer Y. Carga imediata versus convencional de próteses fixas suportadas por implantes mandibulares em pacientes edêntulos: Relatório de 10 anos de um estudo controlado e aleatório. Int J Oral Implantol (Berl). 2019;12(4):431-446.

32. Del Fabbro M, Testori T, Kekovic V, Goker F, Tumedei M, Wang HL. Uma revisão sistemática das taxas de sobrevivência de implantes osseointegrados em pacientes total e parcialmente edêntulos após carga imediata. J Clin Med. 2019;8(12):2142.

33. Kusumoto Y, Tanaka J, Miyoshi K, Higuchi D, Sato Y, Baba K. Impacto do tipo de superestrutura do implante na qualidade de vida relacionada com a saúde oral em pacientes edêntulos. *Clin Implant Dent Relat Res*. 2020;22(3):319-324.

34. Ünlü Kurşun B, Akan E. Determinação radiográfica da alteração do osso trabecular em próteses de sobredentadura suportadas por 2 e 4 implantes. Cirurgia oral, medicina oral, patologia oral, radiologia oral. 2021;131(3):364-370.

35. Storelli S, Caputo A, Palandrani G, Peditto M, Del Fabbro M, Romeo E, Oteri G. Utilização de implantes de diâmetro estreito em pacientes completamente edêntulos como opção protética: Uma revisão sistemática da literatura. Biomed Res Int. 2021:5571793.

36. Lan K, Wang F, Huang W, Davó R, Wu Y. Implantes zigomáticos quádruplos: Uma Revisão Sistemática e Meta-análise sobre Sobrevivência e Complicações. Int J Oral Maxillofac Implants. 2021;36(1):21-29.

37. Lorean A, Khehra A, Benatouil J, Hallel G, Levin L. Reabilitação de boca inteira utilizando um sistema de implante dentário de cabeça angulada ao nível dos tecidos: Uma análise retrospetiva com acompanhamento a longo prazo. Int J Oral Maxillofac Implants. 2022;37(4):685-689.

38. Carossa M, Alovisi M, Crupi A, Ambrogio G, Pera F. Reabilitação de arcada completa utilizando implantes Trans-Mucosal Tissue-Level com e sem unidades de implante-pilar: Relato de um caso. Dent J (Basileia). 2022;10(7):116.

39. Bruschi E, De Angelis P, Papetti L, Rella E, Gasparini G, D'addona A, Manicone PF. Avaliações volumétricas de restaurações suportadas por implantes de arcada completa e o seu papel na qualidade de vida dos pacientes: Uma análise de modelo misto. Biomed Res Int;2022:3640435

40. Chahal G, Yadav BK, Thakur RK, Saini R, Kumar M, Saurabh K. Avaliação clinicorradiográfica da eficácia a longo prazo e dos factores de risco associados aos implantes dentários utilizados para a reabilitação total da boca. J Pharm Bioallied Sci. 2022;14(Suppl 1):S1014-S1018.

41. Pandey A, Durrani F, Rai SK, Singh NK, Singh P, Verma R, Kumar J. Comparação entre os conceitos de tratamento all-on-four e all-on-six na distribuição de tensões para a reabilitação da boca completa utilizando a análise tridimensional de elementos finitos: Um estudo biomecânico. J Indian Soc Periodontol. 2023;27(2):180-8.

42. Ferro KJ, Morgano SM, Driscoll CF, Freilich MA, Guckes AD, Knoernschild KL, McGarry TJ, Twain M. O glossário de termos de prótese dentária.

43. Cooper LF. O tratamento atual e futuro do edentulismo. *J Prosthodont.* 2009;18(2):116-122.

44. D'Souza D. Reabsorção do rebordo residual - revisitada. Cuidados de saúde oral - Prostodontia, Periodontologia, Biologia, Investigação e Condições Sistémicas. 2012;29;2:15-24.

45. Rich BM, Augenbraun H. Planeamento do tratamento para o paciente edêntulo. J. Prosthet. Dent.. 1991;66(6):804-6.

46. Leles CR, Ferreira NP, Vieira AH, Campos AC, Silva ET. Fatores que influenciam a preferência dos pacientes edêntulos pelo tratamento protético. *J Oral Rehabil.* 2011;38(5):333-339.

47. Misch CE. Implantodontia contemporânea. Implantodontia. 1999 Jan 1;8(1):90.

48. Jallad WA, Owda J. Implant Overdenture-A Review to High-light the Concept. J Dent Oral Health Cosmesis. 2020;5:015.

49. Goodacre CJ, Bernal G, Rungcharassaeng K, Kan JY. Complicações clínicas com implantes e próteses sobre implantes. J Prosthet Dent. 2003;90(2):121-132.

50. Singh AV. Implantologia clínica. Elsevier Ciências da Saúde; 2013

51. Hariharan Ramakrishnan, Maniamuthu Ragupathi. Fundamentos da sobredentadura de implantes - visão geral. No J Dent & Oral Health. 4(3): 2021. OJDOH.MS.ID.000587

52. Sutter F, Weingart D, Mundwiler U, Sutter FJ, Asikainen P. Implantes ITI em combinação com enxertos ósseos: design e aspectos biomecânicos. *Clin Oral Implants Res*. 1994;5(3):164-172.

53. Weingart D, ten Bruggenkate CM. Tratamento de pacientes totalmente desdentados com implantes ITI. *Clin Oral Implants Res*. 2000;11 Suppl 1:69- 82.

54. Christensen GJ. O aumento da utilização de implantes de pequeno diâmetro. *J Am Dent Assoc*. 2009;140(6):709-712.

55. Laurito D, Lamazza L, Spink MJ, De Biase A. Prótese de implante dentário suportada por tecidos (overdenture): a procura do protocolo ideal. Uma revisão da literatura. *Ann Stomatol (Roma)*. 2012;3(1):2-10

56. Jallad WA, Owda J. Implant Overdenture-A Review to High-light the Concept. J Dent Oral Health Cosmesis. 2020;5:015.

57. Liao KY, Kan JY, Rungcharassaeng K, Lozada JL, Herford AS, Goodacre CJ. Carga imediata de dois implantes autónomos que retêm uma sobredentadura mandibular: Estudo prospetivo piloto de 1 ano. *Int J Oral Maxillofac Implants*. 2010;25(4):784-790.

58. Muhammad AH, Abdulgani A, Bajali M, Giogrges C. A sobredentadura mandibular de dois implantes. J. dent. allied sci.

2014;3(1):58.

59. Prasad DK, Prasad DA, Buch M. Seleção de sistemas de fixação no fabrico de uma sobredentadura suportada por implantes. J. dent. Implant2014;4(2):176.

60. Mahoorkar S, Bhat S, Kant R. Sobredentadura mandibular suportada por um único implante: Uma revisão da literatura. J Indian Prosthodont Soc. 2016;16(1):75-82.

61. Liu J, Pan S, Dong J, Mo Z, Fan Y, Feng H. Influência do número de implantes no comportamento biomecânico de sobredentaduras mandibulares retidas por implantes/suportadas: uma análise tridimensional de elementos finitos. J Dent. 2013;41(3):241-249.

62. Harder S, Wolfart S, Egert C, Kern M. Resultado clínico de três anos de sobredentaduras mandibulares retidas por implantes unitários - resultados de um estudo prospetivo preliminar. J Dent. 2011;39(10):656-661.

63. Krennmair G, Ulm C. O implante de dente único sinfisário para ancoragem de uma prótese completa mandibular em pacientes geriátricos: um relatório clínico. Int J Oral Maxillofac Implants. 2001;16(1):98-104.

64. Gonda T, Maeda Y, Walton JN, MacEntee MI. Incidência de fracturas em overdentures mandibulares retidas por um ou dois implantes. *J Prosthet Dent.* 2010;103(3):178-181.

65. Gray D, Patel J. Overdentures suportadas por implantes: parte 1. *Br Dent J.*

2021;231(2):94-100.

66. Misch C E. Dental Implant Prosthetics. 2ª ed. St Louis: Elsevier, 2015.

67. Scherer MD, Ingel AP, Rathi N. Cirurgia com ou sem retalho para a colocação de implantes de diâmetro estreito para overdentures: vantagens, desvantagens, indicações e raciocínio clínico. *Int J Periodontics Restorative Dent.* 2014;34 Suppl 3:s89-s95.

68. Patel J, Gray D. Overdentures suportadas por implantes: parte 2. *Br Dent J.*

2021;231(3):169-175.

69. Rashid H, Hanif A, Vohra F, Sheikh Z. Próteses sobre implantes: Uma revisão concisa dos factores que influenciam a escolha dos sistemas de fixação. J Pak Dent Assoc. 2015;24(2):63-9.

70. Galindo DF. A sobredentadura mandibular implanto-suportada com barra fresada. J Prosthodont. 2001;10(1):46-51

71. Vere J, Bhakta S, Patel R. Complicações protéticas associadas a coroas e pontes retidas por implantes: uma revisão da literatura. *Br Dent J.* 2012;212(6):267-272.

72. Jemt T, Stålblad PA. O efeito dos movimentos mastigatórios na mudança de próteses completas mandibulares para sobredentaduras osseointegradas. J Prosthet Dent. 1986;55(3):357-361

73. Wright PS, Glantz PO, Randow K, Watson RM. Os efeitos das próteses fixas e amovíveis estabilizadas por implantes na reabsorção do rebordo residual mandibular posterior. Clin Oral Implants Res. 2002;13(2):169-174.

74. Papadimitriou DE, Salari S, Gannam C, Gallucci GO, Friedland B. Classificação implanto-protética do maxilar edêntulo para o planeamento do tratamento com reabilitações fixas. *Int J Prosthodont.* 2014;27(4):320- 327.

75. Jivraj S, Chee W, Corrado P. Planeamento do tratamento da maxila edêntula. *Br Dent J.* 2006;201(5):261-304.

76. Chan MH, Holmes C. Conceito contemporâneo "All-on-4". *Dent Clin North Am.* 2015;59(2):421-470

77. Babbush CA, Hahn JD, Krauser JD, Rosenlicht JD. Implantes dentários: a arte e a ciência. Elsevier Health Sciences; 2010.

78. Jensen OT, Adams MW. Tratamento all-on-4 de mandíbula altamente atrófica com V-4 mandibular: relato de 2 casos. J Oral Maxillofac Surg. 2009;67(7):1503-1509.

79. Jensen OT, Adams MW, Cottam JR, Parel SM, Phillips WR 3rd. O tudo em 4 prateleiras: mandíbula. *J Oral Maxillofac Surg.* 2011;69(1):175-181

80. Maló P, Rangert B, Nobre M. Conceito de função imediata "All-on-Four" com implantes Brånemark System para mandíbulas completamente desdentadas: um estudo clínico retrospetivo. Clin Implant Dent Relat Res. 2003;5 Suppl 1:2-9.

81. Misch CE, Goodacre CJ, Finley JM, et al. Relatório do painel da conferência de consenso: diretrizes sobre o espaço da altura da coroa para a implantologia - parte 1. Implant Dent. 2005;14(4):312-318.

82. Ponnanna AA, Maiti S, Rai N, Jessy P. Ponte Malo impressa em três dimensões: Prótese Fixa Digital para Maxila Parcialmente Edêntula. *Contemp Clin Dent.* 2021;12(4):451-453.

83. Kodama T. Reconstrução total da boca suportada por implantes Malo Implant Bridge. J Calif Dent Assoc. 2012;40(6):497-508.

84. Drago C, Howell K. Conceitos para a conceção e fabrico de estruturas de implantes metálicos para próteses de implantes híbridos. *J Prosthodont.* 2012;21(5):413-424.

85. Gargari M, Prete V, Pujia A, Ceruso FM. Reabilitação da arcada completa da maxila fixada em 6 implantes. Oral Implantol (Roma). 2013 Jul 15;6(1):1-4.

86. Aparicio C, Manresa C, Francisco K, et al. Implantes zigomáticos: indicações, técnicas e resultados, e o código de sucesso zigomático. Periodontol 2000. 2014;66(1):41-58.

87. Bedrossian E. Rescue implant concept: the expanded use of the zygoma implant in the graftless solutions. *Dent Clin North Am.* 2011;55(4):745-777.

88. Brånemark PI, Gröndahl K, Ohrnell LO, et al. Fixação do zigoma no tratamento da atrofia avançada do maxilar: técnica e resultados a longo prazo. Scand J Plast Reconstr Surg Hand Surg. 2004;38(2):70- 85.

89. Bedrossian E, Rangert B, Stumpel L, Indresano T. Função imediata com o implante zigomático: uma solução sem enxertos para o paciente com atrofia ligeira a avançada do maxilar. International Journal of Oral & Maxillofacial Implants. 2006 Nov 1;21(6).

90. Davo R, Malevez C, Rojas J. Função imediata na maxila atrófica utilizando implantes de zigoma: um estudo preliminar. J Prosthet Dent. 2007;97(6 Suppl): S44-S51.

91. Mangano C, Bianchi A, Mangano FG, et al. Implantes de titânio subperiosteais impressos em 3D feitos à medida para a restauração protética da mandíbula posterior atrófica de pacientes idosos: uma série de casos. 3D Print Med. 2020;6(1):1

92. Surovas A. Um fluxo de trabalho digital para modelação de implantes dentários personalizados [a correção publicada aparece em 3D Print Med. 2019 Aug 20;5(1):14]. 3D Print Med. 2019;5(1):9.

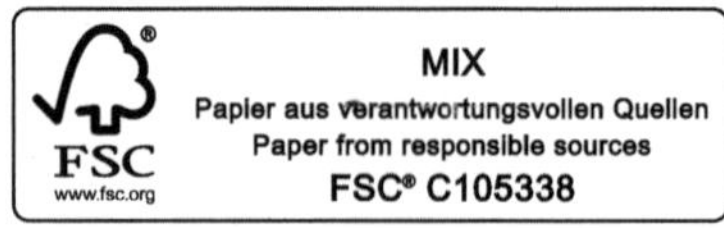

Printed by Books on Demand GmbH, Norderstedt / Germany